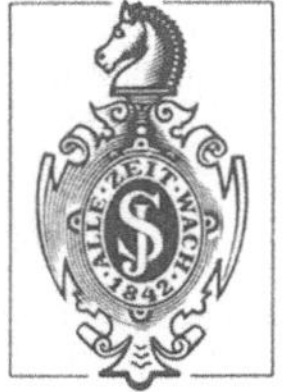

G. Hierholzer S. Hierholzer (Hrsg.)

Hygieneanforderungen an operative Einheiten

Aus traumatologischer Sicht

Unter Mitarbeit von

H. Contzen E. Hamacher G. Muhr J. Probst S. Weller
A. Wentzensen und W. Zimmer

Mit 55 Abbildungen

Springer-Verlag

Berlin Heidelberg New York London Paris
Tokyo Hong Kong Barcelona

Professor Dr. Günther Hierholzer
Dr. Sabine Hierholzer

Berufsgenossenschaftliche Unfallklinik
Großenbaumer Allee 250, D-4100 Duisburg 28

Im Auftrag des

Hauptverbandes der gewerblichen Berufsgenossenschaften e.V.
Sankt Augustin

und des

Berufsgenossenschaftlichen Instituts für Traumatologie des
Hauptverbandes der gewerblichen Berufsgenossenschaften e.V.
Sankt Augustin

CIP-Kurztitelaufnahme der Deutschen Bibliothek
Hygieneanforderungen an operative Einheiten : aus traumatologischer Sicht /
G. Hierholzer ; S. Hierholzer (Hrsg.). – Berlin ; Heidelberg ; New York ; London ; Paris ;
Tokyo ; Hong Kong ; Barcelona : Springer, 1990
ISBN-13: 978-3-540-52848-7   e-ISBN-13: 978-3-642-75868-3
DOI: 10.1007/978-3-642-75868-3
NE: Hierholzer, Günther [Hrsg.]

Vorwort

Das Anliegen des Buches ist es, die Hygieneanforderungen aus berufsgenossenschaftlicher Sicht darzustellen.

Hygiene im Krankenhaus und insbesondere im Operationsbereich ist in der Traumatologie von besonderer Bedeutung. Der Unfallverletzte unterliegt aufgrund pathophysiologischer Besonderheiten einem erhöhten Infektionsrisiko. Am Beispiel einer Knocheninfektion wird deutlich, welche medizinischen, psychosozialen und volkswirtschaftlichen Probleme nach einer derartigen Komplikation auftreten können. Daher sind alle Bemühungen gerechtfertigt, posttraumatische Infektionen zu verhindern. Hierbei spielen die Maßnahmen zur Keimreduzierung im Umfeld des Traumapatienten eine hervorgehobene Rolle. Die Hygienerichtlinien haben insbesondere für operative Einheiten, in denen Osteosynthesen durchgeführt werden, ihre Gültigkeit.

Vor diesem Hintergrund werden die Hygienemaßnahmen im Operationsbereich systematisch diskutiert. Hinzu kommt die Besprechung von baulichen Anforderungen an operative Einheiten und das Aufzeigen von Mindestanforderungen. An der Gliederung in einen aseptischen und septischen Operationsbereich ist grundsätzlich festzuhalten. Bei der Planung und Neugestaltung größerer Operationsabteilungen sollte man die bauliche Trennung anstreben. Dies entspricht auch dem Ergebnis von Arbeitssitzungen der „Kommission für Krankenhaushygiene und Infektionsprävention" des Bundesgesundheitsamtes mit Beteiligung von Vertretern des Hauptverbandes der gewerblichen Berufsgenossenschaften.

DIE HERAUSGEBER

Inhaltsverzeichnis

Mitarbeiterverzeichnis

BECK, E. G., Professor Dr.; Hygieneinstitut des Universitätsklinikums, Friedrichstraße 16, D-6300 Gießen

BEYER, D., Dipl.-Ing.; Berufsgenossenschaft für Gesundheitsdienst und Wohlfahrtspflege, Schäferkampsallee 24, D-2000 Hamburg 6

BOTZENHART, K., Professor Dr.; Hygieneinstitut der Eberhard-Karls-Universität, Silcherstraße 7, D-7400 Tübingen

CONTZEN, H., Professor Dr.; Berufsgenossenschaftliche Unfallklinik, Friedberger Landstraße 430, D-6000 Frankfurt/Main

DASCHNER, F., Professor Dr.; Institut für Klinikhygiene, Klinikum der Albert-Ludwigs-Universität, Hugstetter Straße 55, D-7800 Freiburg/Br.

FÖRSTER, B., Assessor; Landesverband Nordwestdeutschland der gewerblichen Berufsgenossenschaften, Hildesheimer Straße 309, D-3000 Hannover

HAMACHER, E. Dr. jur.; Hauptverband der gewerblichen Berufsgenossenschaften, Lindenstraße 78–80, 5205 Sankt Augustin

HANSIS, M., Priv.-Doz. Dr.; Berufsgenossenschaftliche Unfallklinik, Schnarrenbergstraße 95, D-7400 Tübingen

HEEG, P., Dr.; Hygienebeauftragter der Eberhard-Karls-Universität, Calwerstraße 7, D-7400 Tübingen

HERBERHOLD, H. J., Dr.; II. Chirurgische Klinik am Diaokoniekrankenhaus, Elise-Averdieck-Straße 17, D-2130 Rotenburg/Wümme

HIERHOLZER, G., Professor Dr.; Berufsgenossenschaftliche Unfallklinik, Großenbaumer Allee 250, D-4100 Duisburg 28

HIERHOLZER, S., Dr.; Berufsgenossenschaftliche Unfallklinik, Großenbaumer Allee 250, D-4100 Duisburg 28

HINGST, V., Professor Dr.; Hygieneinstitut des Klinikums der Universität Heidelberg, Im Neuenheimer Feld 324, D-6900 Heidelberg

KRAMPE, W.; Freies Institut für Krankenhaustechnik und Hygiene, Mauritiusstraße 29, D-4630 Bochum

LABRYGA, F., Professor Dipl.-Ing.; Institut für Krankenhausbau der Technischen Universität, Straße des 17. Juni 135, D-1000 Berlin 12

MUHR, G., Professor Dr.; Chirurgische Universitätsklinik, Berufsgenossenschaftliche Krankenanstalten „Bergmannsheil Bochum", Gilsingstraße 14, D-4630 Bochum

NORPOTH, K., Professor Dr.; Institut für Hygiene und Arbeitsmedizin des Universitätsklinikums, Hufelandstraße 55, D-4300 Essen

PROBST, J., Professor Dr.; Berufsgenossenschaftliche Unfallklinik, Professor-Küntscher-Straße 8, D-8110 Murnau/Obb.

RUDOLPH, H., Dr.; II. Chirurgische Klinik am Diakoniekrankenhaus, Elise-Averdieck-Straße 17, D-2130 Rotenburg/Wümme

TILKES, F., Dr.; Hygieneinstitut des Universitätsklinikums, Friedrichstraße 16, D-6300 Gießen

WELLER, S., Professor Dr. Dr. h.c.; Berufsgenossenschaftliche Unfallklinik, Schnarrenbergstraße 95, D-7400 Tübingen

WENTZENSEN, A., Priv.-Doz. Dr.; Berufsgenossenschaftliche Unfallklinik, Pfennigsweg 13, D-6700 Ludwigshafen/Rhein

WERNER, H.-P., Professor Dr.; Hygieneinstitut der Johannes-Gutenberg-Universität, Hochhaus am Augustusplatz, D-6500 Mainz

ZIMMER, W., Dr.; ehem. Berufsgenossenschaftliches Unfallkrankenhaus, Bergedorfer Straße 10, D-2050 Hamburg 80

I. Allgemeines zur Infektionskontrolle

Nosokomiale Infektionen bei traumatologischen Patienten

E.G. Beck und F. Tilkes

Als nosokomial werden Infektionen bei hospitalisierten Patienten definiert, die bei Aufnahme ins Krankenhaus nicht vorhanden waren oder sich nicht in der Inkubation befanden. Wenn die Inkubationszeit unbekannt ist, wird eine Infektion als nosokomial bezeichnet, wenn sie erst nach Aufnahme ins Krankenhaus auftritt. Eine Infektion, die bei Aufnahme ins Krankenhaus besteht, kann jedoch nur dann als nosokomial klassifiziert werden, wenn sie ursächlich auf einen früheren Krankenhausaufenthalt zurückgeführt werden kann. Alle Infektionen, auf die diese Kriterien nicht zutreffen, werden als außerhalb des Krankenhauses erworbene Infektionen bezeichnet. Dies ist die Erläuterung zur Definition nosokomialer Infektionen der Centers for Disease Control 1988 [1]. Über diese Definition hat es zahlreiche Diskussionen gegeben, insbesondere, ob als Kriterium für nosokomiale Infektionen die eigentliche Infektion im klassischen Sinn oder erst Infektion + Erkrankung zu zählen sind.

Für den polytraumatisierten Patienten ergibt sich darüber hinaus die Frage, ob Kontaminationen oder Infektionen, die während oder nach der Traumatisierung erfolgt sind, von nosokomialen Infektionen zu trennen sind. In speziell unfallchirurgisch eingerichteten Schwerpunktkliniken muß damit gerechnet werden, daß 40 % der Gesamteingriffe notfallmäßig anfallen und entsprechend versorgt werden müssen.

Es muß unterschieden werden zwischen mindestens 2 Arten von Eingriffen:

1. Planmäßige, angesetzte Operationen, bei denen die Zeit für entsprechende Vorbereitung des Operationsgebiets bleibt
2. Außerplanmäßige Sofort- oder Noteingriffe

Neben diesen, insbesondere die Unfallchirurgie betreffenden Patienten müssen als besondere Gruppe die Verbrennungspatienten genannt werden, die zumindest am Anfang ihres Krankenhausaufenthaltes in erster Linie vor Infektionen zu schützen sind. Falls dies nicht gelungen ist, stellen diese Verbrennungsflächen einen Ausgangspunkt für nosokomiale Infektionen dar.

Grundsätzlich kann bei allen traumatisierten Patienten in Abhängigkeit von der Schwere des Traumas von einem zusätzlichen Risikofaktor ausgegangen werden. Selbstverständlich spielen die bekannten anderen Faktoren, die zum Zustandekommen einer nosokomialen Infektion mit beitragen, ebenfalls eine wesentliche Rolle. Dies betrifft neben den Wundheilungsstörungen als Lokalisation des Infekts auch die anderen betroffenen Organsysteme. Es muß grundsätzlich beim traumatisierten

Patienten als Folge der negativen Streßeinwirkung und des Blutverlustes von einer geschwächten Immunabwehr ausgegangen werden. Jeder Schwerverletzte bekommt ein sekundäres Immundefektsyndrom:

Wie 2 prospektive Studien mit polytraumatisierten und operierten Patienten zeigten, korrelieren die immunologischen Alterationen mit der Schwere des Traumas [2]. In der Gruppe der Unfallopfer entsprach der Grad des Immundefekts der Schwere der Verletzungen nach dem Injury Severity Score (Tabelle 1). Die Hälfte der Todesfälle von Schwerverletzten auf der Intensivstation wird durch Infektionskrankheiten verursacht, vorwiegend durch Pneumonie und Sepsis.

Tabelle 1. Korrelation zwischen immunologischen Alterationen und Schwere des Traumas als Streßfolge

---

Rückgang von
- Immunglobulinen
- Komplementfaktoren
- Gesamtlymphozyten
- T_3- und T_4-Subpopulationen u.a.

am deutlichsten nach schweren Unfällen

Grad des Immundefekts = Schwere der Verletzungen

Bei der Studie der Centers for Disease Control [3] wurde unterschieden zwischen aseptischen Wunden, aseptisch-kontaminierten Wunden, kontaminierten Wunden und verschmutzten infizierten Wunden (Tabelle 2). Die aus dieser Einteilung resultierenden postoperativen Wundinfektionen belegen, daß in Abhängigkeit von der hygienischen Qualität der Wunde eine ansteigende Häufigkeit von Wundheilungsstörungen beobachtet werden kann: Das bedeutet, daß je größer die Wahrscheinlichkeit einer Kontamination bzw. bereits Infektion der Wunde war, die nosokomiale postoperative Wundheilungsstörung zunahm.

Tabelle 2. Klassifizierung chirurgischer Wundinfektionen. National Nosocomial Infections Study, Centers of Disease Control (NNIS), Januar 1980–Dezember 1984. [3]

Qualität der Wunde	n	%
Verschmutzt	680	2,1
Kontaminiert	4.513	13,6
Aseptisch	9.209	27,7
Aseptisch-kontaminiert	15.181	45,7
Unbekannt	3.616	10,9
Gesamt	33.199	100,0

Wenn man darüber hinaus diesen Prozentzahlen die Verteilung der chirurgischen Wunden in dem von den Centers for Disease Control aufgestellten Schema zugrundelegt, wird klar, welches Infektionspotential sich dahinter verbirgt. So waren bei dem untersuchten Kollektiv 45,7 % in die Gruppe der sauberen (Tabelle 2), während der Operation kontaminierbaren Wunden, einzuordnen, die andererseits mit 10,8 % an Wundheilungsstörungen zu veranschlagen sind (Tabelle 3). Bei den für die Infektionen verantwortlich zu machenden Mikroorganismen bzw. krankenhaushygienischen Problemkeimen handelt es sich besonders um Staphylococcus aureus und Escherichia coli, gefolgt von Pseudomonas aeruginosa und Streptococcus faecalis (Tabellen 4 und 5).

Tabelle 3. Postoperative Wundinfektionsraten nach Klassen; Daten aus der kooperativen Studie des National Research Council [3]

Qualität der Wunde	%
Geplant aseptisch	3,3
Andere, aseptisch	7,4
Aseptisch-kontaminiert	10,8
Kontaminiert	16,3
Verschmutzt	28,6

Tabelle 4. Verteilung der bei operativen Wundinfektionen nachgewiesenen pathogenen Keime; NNIS, Januar 1980–Dezember 1984 [3]

Keim	n	%
S. aureus	6540	15,7
E. coli	5184	12,5
P. aeruginosa	3160	7,6
S. faecalis	2657	6,4
P. mirabilis	2041	4,9
K. pneumoniae	1643	4,0
E. cloacae	1606	3,9
B. fragilis	1248	3,0

Tabelle 5. Häufigkeitsverteilung der wichtigsten pathogenen Brandwundenkeime, NNIS, Januar 1980–November 1984 [3]

Keim	n	%
S. aureus	202	24,5
P. aeruginosa	159	19,3
Enterococci	97	11,8
E. coli	69	8,4
E. cloacae	64	7,8
S. marcescens	39	4,7
Koagulase-negative Staphylococci	29	3,5
C. albicans	23	2,8
K. pneumoniae	20	2,4
P. mirabilis	17	2,1

Das verständliche Faktum, daß je „hygienischer" das Operationsfeld desto geringer die Komplikationsrate, unterstreicht die sinnvollen Forderungen, die an eine planmäßige Operation gestellt werden:

1. Die Haut des Operationsgebietes muß sauber sein, es dürfen keine oberflächlichen Schürfungen und Verletzungen oder Pyodermien in diesem Gebiet vorhanden sein. Es muß möglicherweise zuerst für eine Behandlung und Abheilung dieser oberflächlichen Hautalterationen gesorgt werden, bevor die Möglichkeit zur Operation gegeben ist.
2. Bei Verletzungen mit sehr starker Weichteilschwellung, insbesondere dann, wenn das Trauma mehr als 6 h zurückliegt, muß unter allen Umständen zuerst der Rückgang des posttraumatischen Ödems abgewartet werden, weil der Austritt von Plasma in das Interstitium die Durchblutung im Operationsgebiet stört und deswegen Infektionen leichter entstehen läßt.
3. Verletzungen mit Zertrümmerungen von Knochen und auch Stückbrüche von Röhrenknochen bedrohen teilweise die Blutversorgung und Blutzirkulation. Aus den vorgenannten Gründen ist es auch in diesen Fällen besser, bis zu mehreren Wochen bei konservativer Behandlung abzuwarten und dann die inzwischen wieder gut durchbluteten Knochenfragmente einer Osteosynthese zu unterziehen.
4. Eine Operation ist erst dann möglich, wenn eine Sanierung von eitrigen Entzündungen im lymphatischen Einflußgebiet vorgenommen worden ist.

Als Verursacher für nosokomiale Infektionen kommen bei traumatisierten Patienten, dessen Eingriff nicht aufgeschoben werden kann, neben den bekannten nosokomialen Keimen, die im Laufe des Krankenhausaufenthalts erworben werden, auch die Mikroorganismen in Betracht, die während bzw. durch das Trauma auf und in den Patienten gelangt sind (Tabelle 6).

Tabelle 6. Wundinfektionen bei polytraumatisierten Patienten

traumatisch (Kontamination) (im Verlaufe des Unfalls)	*nosokomial* (in Verbindung mit dem Krankenhausaufenthalt)
Bodenkeime z.B. – C. perfringens – C. tetani	Problemkeime z.B. – S. aureus – E. coli – P. aeruginosa u. a.
Keime der Standortflora z.B. – S. epidermidis u. a.	

Der operative Eingriff selbst hat wie in allen Teilen der Chirurgie, aber besonders bei den Unfallverletzten, schonend vor sich zu gehen. Das bedeutet einen sparsamen Einsatz von Thermokauter, gute Schnittechnik, die Vermeidung des Anfassens von Hautteilen mit Pinzetten und das Belassen von Knochenfragmenten in der Zirkulation sowie eine gute Blutstillung. Gewebenekrosen müssen exakt entfernt werden. Im Anschluß an den operativen Eingriff sind Wunddrainagen einzulegen. Hier gilt es, insbesondere die praktische Einsatzfähigkeit von wirklich geschlossenen Drainagesystemen zu fördern.

Bei außerplanmäßigen Soforteingriffen, besonders bei offenen Knochen- und Gelenkverletzungen und bei Traumatisierungen, die bereits auswärts versorgt worden sind, ist nach Entfernen des Verbandes eine Inspektion unter operationsgemäßen Bedingungen durchzuführen. Ebenso wie bei einem geplanten Eingriff muß eine Reinigung und ein Vorwaschen der Wunde und ihrer Umgebung mit antiseptischen Lösungen erfolgen, bei starker Ölverschmutzung beispielsweise auch mit Wundbenzin bzw. medizinischer Schmierseife. Falls erforderlich erfolgt eine Hautrasur – auf Einzelheiten dazu wird im Beitrag „Vorbereitung von Patienten und Personal zur Operation, Personalverhalten im Operationssaal" von M. Hansis, S. 43–48, eingegangen.

Bei der Wundversorgung von offenen Knochenbrüchen steht das Entfernen von nekrotischen und nekroseverdächtigen Bezirken im Vordergrund. Nach Durchführung der Friedrich-Wundausschneidung müssen die Instrumente für den eigentlichen Eingriff gewechselt werden. Erst danach können notwendige Osteosynthesen zur Durchführung gelangen. Die Wiederherbeiführung der Blutzirkulation der Knochenfragmente steht im Vordergrund bei der Reposition und der notwendigen Osteosynthese. Der Hautdefekt ist nach der Osteosynthese so weit zu verkleinern, wie dies möglich ist. Die Muskulatur sollte auf jeden Fall abgedeckt, ein primärer Wundverschluß jedoch nicht erzwungen werden. Erst nach Abnahme des posttraumatischen Ödems kann der Defekt entweder sekundär oder über einen Spalthautlappen geschlossen werden. Erzwungene Wundverschlüsse führen durch den angelegten Druck zu Durchblutungsstörungen, zu Gewebeuntergängen und

8

schließlich zu Nekrosen, die wiederum der beste Nährboden für Mikroorganismen sind.

Beim Wundverschluß müssen Drainagen eingelegt werden, so daß in den ersten 24 h Wundsekret aus den Buchten entfernt werden kann. Nach Möglichkeit sollten die Drainagesysteme den pathophysiologischen Bedingungen im Bereich der Wunde angepaßt sein, d. h. in der ersten Zeit ein relativ niedriger Sog, nach Rückgang des Sekrets und des Ödems ein stärkerer Sog.

Dem als Folge der Polytraumatisierung durch Immunsuppression bedingten erhöhten Infektionsrisiko sollte durch die i.v.-Verabreichung von Immunglobulinen (z.B. polyvalentes Standardglobulin) oder Immunmodulatoren (z.B. Timunox) und ggf. durch die perioperative Gabe von Antibiotika vorgebeugt werden.

Literatur

1. Garner W R, Jarvis W R, Emori T G, Horan T C, Hughes J M (1989) CDC-Definitionen für nosokomiale Infektionen 1988. Hyg Med 14: 259–270
2. Glinz W, Grob P J, Fierz W, Holch M, Bolla K (1989) Immunologische Veränderungen und Infektion beim Schwerverletzten. Schweiz Med Wochenschr 119: 354–360
3. Mayhall C G (1987) Surgical infections including burns. In: Wenzel R P (ed) Prevention and control of nosocomial infections. Williams & Wilkins, Baltimore

Die Pathophysiologie der Verletzung –
Herausforderung an einen hohen Hygienestandard

S. Hierholzer

Der Traumapatient unterliegt einem erhöhten Infektionsrisiko. Allein hieraus leitet sich die Bedeutung der Asepsis für die Unfallchirurgie ab. Im folgenden werden die pathophysiologischen Grundlagen dafür besprochen, warum ein erhöhter hygienischer Anspruch an unfallchirurgische Operationseinheiten geltend gemacht werden muß. Denn allein die Ausbildung einer Knocheninfektion nach einer Osteosynthese kehrt den medizinischen Fortschritt des technisch Machbaren für das Individuum in die Katastrophe um (Tabelle 1). Lange Krankenhausaufenthalte und u.U. vielfache Operationen führen zu psychosozialen Problemen und zu wirtschaftlichen Belastungen der Solidargemeinschaft (Tabellen 2 und 3), ohne daß hier die Folgen der übrigen krankenhauserworbenen Infektionen, wie z.B. Harnwegsinfektionen, Infektionen des Respirationstraktes, übrige Wundinfektionen, septische Komplikationen oder Infektionen im Bereich von Venenkathetern inbegriffen sind.

Tabelle 1. Manifeste Knocheninfektion am Unterschenkel
Psychosoziale Aspekte

Lange Hospitalisierung
Familiäre Desintegration
Berufliche Desintegration
Gefahr des Drogenabusus
Mögliche Invalidisierung

Tabelle 2. Manifeste Knocheninfektionen am Unterschenkel
Volkswirtschaftliche Aspekte

Heilverfahren
Kosten: Stationär
Ambulant
Arbeitsmarkt
Ausfall der Arbeitskraft
ggf. MdE

Tabelle 3. Manifeste Knocheninfektionen am Unterschenkel 1987 und 1988, Verlauf und Kosten (n = 94)

Krankenhaus-Aufenthalte	Operationen	Krankenhaustage	Krankenhauskosten
$\bar{x}$	$\bar{x}$	$\bar{x}$	DM/Patient
3.3	4.4	148.7	76.500

Daher ist besonders in der Traumatologie jedes Bemühen gerechtfertigt, die Infektionsrate zu reduzieren. Hierbei spielen die Maßnahmen zur Keimreduzierung im weitesten Sinne eine hervorgehobene Rolle.

Für die Unfallchirurgie bestehen dabei Besonderheiten, die sich aus dem Unfall selbst und aus dem betroffenen Substrat ergeben und die die Operation zum Eingriff mit besonders hohem Infektionsrisiko machen. Dafür sind unterschiedliche pathogenetische Faktoren verantwortlich (Tabelle 4).

Tabelle 4. Pathogenetische Faktoren für die Infektion

Ausmaß der Gewebeschädigung
  Traumatisch
  Iatrogen

Ausmaß der bakteriellen Kontamination
  Traumatisch
  Iatrogen

Zeitraum zwischen Trauma und Operation
Funktion der Infektabwehr
Weitere Risikofaktoren, Aetas

Bei der traumatischen Wunde, also der durch Gewalteinwirkung entstandenen Weichteil- und Knochenwunde, ist es mehr oder weniger ausgeprägt zu einer Gewebequetschung mit Zerstörung von Zellen und des Kapillarsystems gekommen. Hämatom, Gewebenekrose, knöcherne Instabilität, Mikrozirkulationsstörungen und Permeabilitätssteigerung führen zu einem Circulus vitiosus mit Bakterienwachstum, verminderten lokalen Infektabwehrmechanismen, Entzündungsreaktionen und Infektion (Abb. 1). Unter diesen Bedingungen reicht ein Bruchteil der Bakterien aus, um eine Infektion manifest werden zu lassen. Von zusätzlicher Bedeutung ist die Morphologie des Knochens im Vergleich zum Weichteilgewebe. Der Knochen ist eine spezielle Form des Bindegewebes, in dessen Zwischenzellsubstanz neben Glykoproteinen und Kollagenfasern Kalziumhydroxylapatitkristalle eingelagert sind [1]. Der Stoffaustausch findet sparsam über in Verbindungskanälchen liegende Osteozytenausläufer statt (Abb. 2).

Gewebeschädigung (Abb. 1)

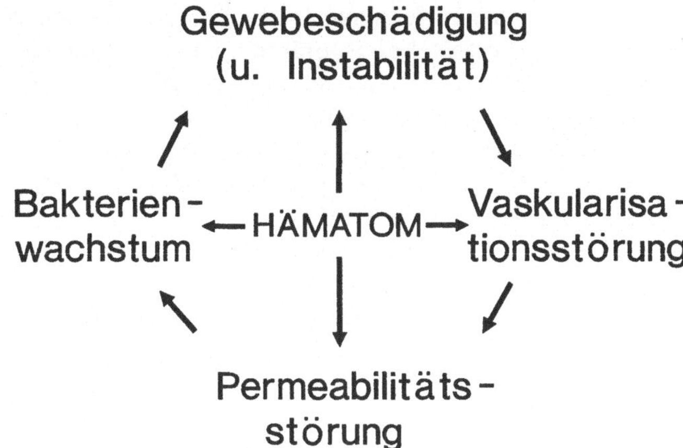

Abb. 1. Circulus vitiosus der morphologischen Veränderungen und Prädisposition zur Infektion

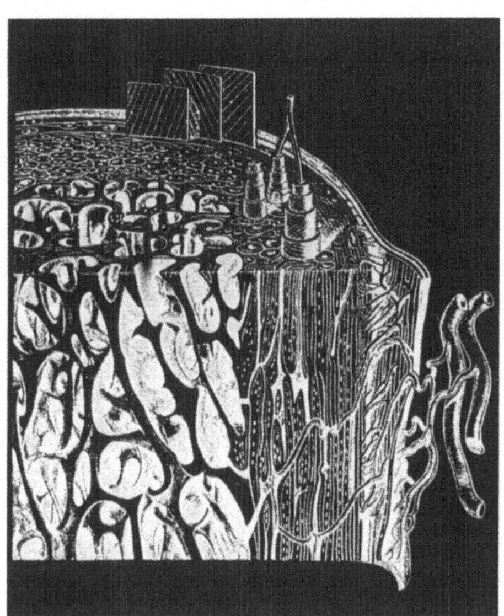

Abb. 2. Histologie eines langen Röhren-knochens (schematische Darstellung) (Nach [1])

   Im Bereich einer Knochengewebeschädigung bedingt also die besondere Morphologie allein einen reduzierten Stoffaustausch z.B. bei der Infektabwehr und Gewebereparation. Vergleichsweise können im Weichteilgewebe, dessen Grundsubstanz die Eigenschaften eines halbflüssigen Gels hat, Substanzen ohne mechanisches Hindernis hin und her diffundieren bzw. ausgetauscht werden.

12

Praktisch-klinische Konsequenz

Also sind Knochenverletzungen mit mehr oder weniger ausgeprägter Gewebezerstörung sui generis infektionsgefährdet. Für die Maßnahmen zur Infektionsprophylaxe haben wir festzuhalten, daß eine zusätzliche, iatrogen bedingte Gewebetraumatisierung nur so gering wie nötig sein darf. Damit wird das Augenmerk auf die chirurgische Operationstechnik gelenkt. Der technisch geübte Operateur vermeidet Zugangswege kreuz und quer durch die Muskulatur und Hämatome in Folge ungenügender Blutstillung, er behandelt das Gewebe schonend und verwendet Haken nicht mit Gewalt. Er beachtet die Operationszeit ebenso wie die Dauer der Blutsperre und entfernt nekrotisches, durchblutungsgestörtes Gewebe, das ebenso wie ein Hämatom beste Bedingungen für bakterielles Wachstum schafft. Er behebt schließlich die knöcherne Instabilität und kennt die Gesetzmäßigkeiten der Knochenrevaskularisierung sowie Gewebereparation.

Bakterielle Kontamination (Tabelle 5)

Tabelle 5. Bakterielle Kontamination, Gelegenheiten

Trauma
Operation
Transiente Bakteriämie

Eine weitere Besonderheit in der Unfallchirurgie besteht in der unfallbedingten bakteriellen Kontamination z.B. dann, wenn die Gewalteinwirkung zur offenen Wunde geführt hat. Beim Schockpatienten wird im übrigen die Möglichkeit einer transienten Bakteriämie diskutiert. Und schließlich kommt es, in Abhängigkeit von den hygienischen Verhältnissen einer operativen Abteilung, während der Operation zur mehr oder weniger großen zusätzlichen bakteriellen Kontamination (Tabelle 5). Man geht heute davon aus, daß im Normalgewebe ein Keiminokulum von etwa 10^7 koloniebildenden Einheiten (KBE) zur Infektion führt [6, 10]. Wie die klinische Erfahrung zeigt, wird das Gewebe jedoch dann empfänglicher für Infektionen, wenn Fremdkörper – z.B. Implantate, Knochensequester oder Gewebenekrosen – anwesend sind (Tabelle 6) [14]. Man erklärt dies mit einer verbesserten Adhärenz der Bakterien an den Oberflächen dieser Strukturen. So führt z.B. ein Keiminokulum von etwa 10^3 KBE bei Anwesenheit von Polymethylmethakrylat zur Infektion, während im gleichen Testansatz noch nicht einmal ein Keiminokulum von etwa 10^8 KBE zur Infektionsentstehung ausreichte [14]. Darüber hinaus ist das Bakterienwachstum auf der Implantatoberfläche intensiver. Diese Bakterien sind häufig eingebettet in eine dicke Matrix von Polysacchariden oder Glykoproteinen – der Glykocalyx [6, 10, 14]. Verschiedene Untersuchungen weisen schließlich darauf hin, daß in Glykocalyx eingebettete Bakterien vor effizienter Phagozytose oder Bakterizidie der zellulären Infektabwehr und vor der bakteriziden Aktivität von Antibiotika geschützt sind [6, 16] (Tabelle 7).

Tabelle 6. Begünstigung der bakteriellen Adhärenz

Gewebetrauma
Nekrose
Implantat

Bakterienkolonisation in kohärenten Biofilmen
Glykocalyx

Tabelle 7. Bakterielle Adhärenz, Folgen

Resistenz gegen Faktoren der Infektabwehr

Resistenz gegen antibakterielle Chemotherapie

Infektionen in der Umgebung von implantierten Biomaterialien – also auch im Bereich von Osteosyntheseimplantaten – zeichnen sich aus durch:

1. hohe infektiöse Potenz eines vergleichsweise kleinen bakteriellen Inokulums,
2. geringe Antibiotikawirkung bei bestehender Antibiotikaempfindlichkeit,
3. z.T. Spontanremission von Infektionen bei Implantatentfernung.

Praktisch-klinische Konsequenz

Bezogen auf die einzelnen Maßnahmen zur Infektionskontrolle bedeutet das wiederum: Bei zusätzlicher operationsbedingter bakterieller Kontamination droht früher als in der übrigen Chirurgie die Infektion. Es sind also alle sinnvollen Maßnahmen gerechtfertigt, zu jedem Zeitpunkt eine zusätzliche Keimbelastung der Verletzung durch die Umgebung zu reduzieren. Dies erfolgt durch die Unterbrechung der Wege der Keimübertragung (Tabelle 8 und Abb. 3). Dabei spielt die Desinfektion der Haut des Personals und des Operationsgebietes eine besondere Rolle, ebenso die Desinfektion von Flächen und Geräten sowie die Gerätesterilisation. Die betrieblich-organisatorischen und baulich-organisatorischen Maßnahmen geben darüber hinaus Hilfestellung zur Motivation des Personals.

Tabelle 8. Infektion über Kontaktwege

Patienten
Personal
Geräte

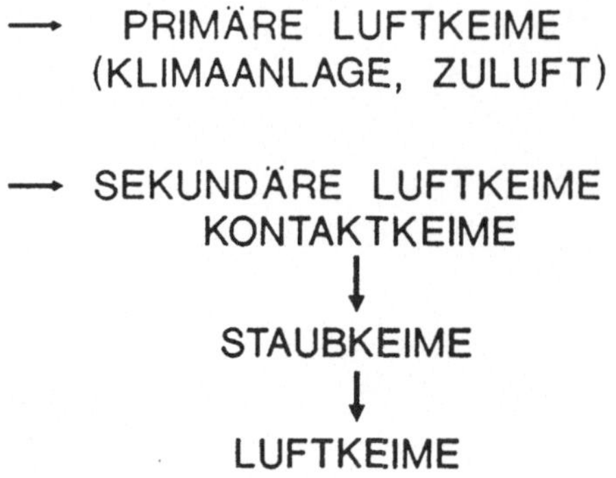

14

→ PRIMÄRE LUFTKEIME
(KLIMAANLAGE, ZULUFT)

→ SEKUNDÄRE LUFTKEIME
KONTAKTKEIME
↓
STAUBKEIME
↓
LUFTKEIME

Abb. 3. Infektion über die Luftwege

Die primären Luftkeime in der Umgebungsluft des Operationssaals werden durch die Klimaanlage bzw. Raumlufttechnik (RLT) nach DIN 1946/4 eliminiert. Die sekundären Luftkeime haben ihren Ursprung in der Bakterienflora des Menschen. Hieraus folgt als Conditio sine qua non die absolute Personaldisziplin im Operationssaal, d.h. nur das notwendigste Reden, Begrenzung der anwesenden Personen, des Türenöffnens und der Luftturbulenzen. Dennoch entstehende Luftkeimzahlspitzen sind durch raumlufttechnische Anlagen in unterschiedlichen Abstufungen – auch finanzieller Art – beeinflußbar [12, 13]. Ihr Prinzip besteht in der besonderen Klimatisierung mit gerichtetem Luftstrom einerseits und in einer räumlichen Trennung zwischen dem hygienisch bevorzugten eigentlichen Operationsbereich und der hygienisch weniger bevorzugten Anästhesieseite anderseits. Damit ist die Qualität der Luft im Operationssaal erreichbar, wie sie z.B. in den USA bei Operationen mit hohem Infektionsrisiko mit 35–70 KBE/m^3 Luft und in der Schweiz mit 10 KBE/m^3 Luft vorgeschrieben ist [12]. Vor diesem niedrigen Luftkeimzahlniveau ist die Forderung nach Aufhebung der Trennung von aseptischem und septischem Operationssaal sinnwidrig, wenn *gegen* die Trennung mit Untersuchungen argumentiert wird, die ähnliche Luftkeimzahlen von *700–800* KBE/m^3 [9] bzw. *200–300* KBE/M^3 [15] Luft im aseptischen bzw. septischen Operationssaal ergaben.

Die hier allgemein aufgezeigten Möglichkeiten zur Keimreduzierung im Umfeld des Traumapatienten werden in den nachfolgenden Beiträgen fachkompetent nach derzeitigen Wissensstand diskutiert.

Zeitraum zwischen Verletzung und Operation (Tabelle 9)

Tabelle 9. Pathophysiologie der Wunde, posttraumatische Vorgänge

---

Seitens des Gewebes:
  Permeabilitätssteigerung
  Zelluläres Infiltrat
  Gewebeödem
Seitens der bakteriellen Kontamination:
  Adaptation an die Umgebung
  Beginn des Vermehrungszyklus

Ein weiterer pathogenetischer Faktor für die Ausbildung einer Infektion ist die Zeit zwischen Trauma und definitiver operativer Versorgung. Setzt man den Unfallzeitpunkt z.B. mit einer offenen Fraktur als Zeitpunkt 0, so ist die nachfolgende Zeit als diejenige zu werten, in der alle Folgen des Gewebetraumas und ggf. der bakteriellen Kontamination (Abb. 4) zur Auswirkung kommen können. Hier entsteht schnell ein Gewebeödem und innerhalb 1 h ein zelluläres Infiltrat. Dabei wird den Leukotrienen – einer Gruppe von Eikosanoiden, die im Rahmen des Arachidonsäurestoffwechsels entstehen – eine Mediatorfunktion zugeschrieben. Eingedrungene Bakterien konnten sich adaptieren, der Vermehrungszyklus beginnen.

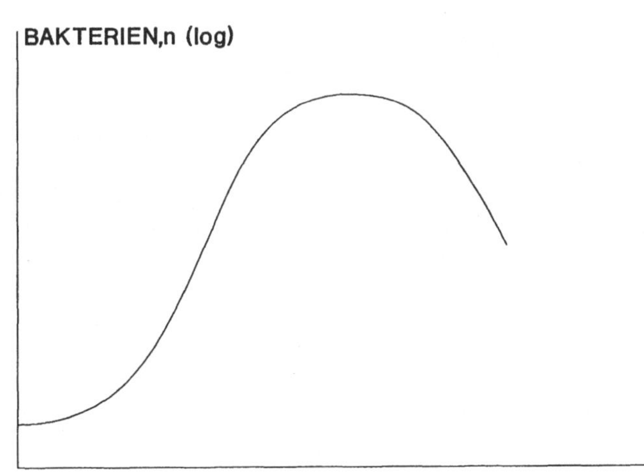

Abb. 4. Wachstumskurve von Bakterien in Abhängigkeit von der Zeit nach der Kontamination

16

Praktisch-klinische Konsequenz

Für unser Leitthema heißt das z.B.: Eine offene Fraktur ist als Notfall mit allen Konsequenzen zu werten, wobei so rasch wie möglich eine chirurgische und – bei starker Verschmutzung chemische – Dekontamination anzustreben ist. Patienten mit offenen Frakturen Grad II und Grad III erhalten perioperativ ein Antibiotikum, ebenso dann, wenn der Zeitpunkt zwischen Unfall und Operation mehr als 2 h beträgt. Posttraumatische Komplikationen können mit Verkürzung der Unfallrettungszeiten gemindert werden.

Funktion der immunologischen Infektabwehr (Tabelle 10)

Tabelle 10. Trauma und Immundefizienz, Ursachen

Streß
Kortikoide
Gewebetrauma
Prostaglandin (PGE)
Komplementfragment C1q
Denaturiertes Kollagen
Suppressive Active Peptide (SAP)
Schock
Endotoxin aus Darmflora

Es überrascht, daß der Tod Polytraumatisierter häufig auf eine Sepsis verbunden mit einem Immundefizienzsyndrom zurückzuführen ist. Makrophagen- und T-Lymphozytendefekte sind dabei am häufigsten (Tabelle 11). Über die großen Zusammenhänge wird noch geforscht, aber einige Mosaiksteine gibt es bei der Beantwortung der Frage [5, 7, 11, 17]. Hierunter werden z.B. die Kortikosteroide diskutiert. Jedoch korrelieren die Serumkortisolspiegel nicht mit den zellulären Immundefekten bei Patienten mit großen operativen Eingriffen. Durch die Gewebeverletzung selbst werden Prostaglandine, speziell PGE2 nach einer Verletzung von Hautzellen, freigesetzt und von Makrophagen vermehrt gebildet. Denaturiertes Kollagen und die Komplementkomponente C1q aus verletztem Gewebe haben in vitro immunsuppressive Wirkung, und ein weiterer Faktor, das „suppressive active peptide" (SAP), erscheint wenige Stunden nach Verbrennungstrauma im Patientenserum. Schließlich wird die Rolle der bakteriellen Endotoxine bei der traumaassoziierten Immundefizienz untersucht. Injiziertes Endotoxin ruft z.B. bei Tier und Mensch ein Immundefizienzsyndrom hervor, das demjenigen nach Trauma sehr ähnlich ist. Darüber hinaus ergeben sich Hinweise dafür, daß z.B. systemisches Endotoxin im Rahmen einer Mikrozirkulationsstörung der Darmwand im Schock eine Translokation von Bakterien durch die Darmwand induzieren kann.

Dies wird als eine Ursache für Sepsiszustände bei polytraumatisierten Patienten diskutiert. Therapeutische Ansätze zur Steigerung der Infektabwehrmechanismen befinden sich derzeit noch auf der Ebene des Experiments [8]. Eine adäquate Schocktherapie mindert jedoch über die Vermeidung von Mikrozirkulationsstörungen auch das Infektionsrisiko.

Tabelle 11. Faktoren der Infektabwehr. (Nach [7])

Spezifisch	Unspezifisch
Humoral: B-Lymphozyten	Komplement- und
(IGG, IGG, IGM)	Properdinsystem
Zellulär: T-Lymphozyten	Phagozyten:
	PMN-Granulozyt
	Monozyten/Makrophagen

Weitere Risikofaktoren

Der letzte Punkt ergibt sich aus der Anamnese des Patienten. Patienten mit Diabetes, Urämie oder sehr alte Patienten sind infektgefährdeter. Dies muß dem Komplex des Immundefizienzsyndroms zugerechnet werden, und man muß davon ausgehen, daß die vorher genannten traumaassoziierten Immundefekte potenzierend hinzukommen.

Schlußfolgerung

Der Traumapatient ist ein Patient mit erhöhtem Infektionsrisiko. Daher müssen zusätzliche Störfaktoren – wie z.B. eine zusätzliche Gewebeschädigung durch traumatisches Operieren oder eine zusätzliche bakterielle Kontamination durch nicht konsequent genug gehandhabte Maßnahmen zur Asepsis – die Infektion begünstigen. Wenn es also Faktoren gibt, die iatrogen die Infektionsrate steigern, dann sind diese abzustellen. Unter den genannten Faktoren sind vom Operateur unmittelbar nur die ersten beiden Punkte zu beeinflussen. Das bedeutet: atraumatisches Operieren und minimale operationsbedingte bakterielle Kontamination. Letzteres ist nur dann möglich, wenn alle Maßnahmen zur Asepsis mit ausreichendem Sicherheitsspielraum durchgeführt werden.

Literatur

1. Bargmann W (1977) Histologie und Mikroskopische Anatomie des Menschen. Thieme, Stuttgart New York, S 127–147
2. Behrens TW, Goodwin JS (1989) Control of humoral immune responses by arachidonic acid metabolites. Agents Actions 26:15–21
3. Cottier H (1980) Wundheilung, Reparation und ihre Störungen, mit Hinweisen auf Fremdkörperreaktionen. In: Cottier H (Hrsg) Pathogenese. Springer, Berlin Heidelberg New York, S 1357–1384
4. Greaves MW (1988) Inflammation and mediators. Br J Dermatol 119:419–426
5. Green DR Faist E (1988) Trauma and the immune response. Immunol Today 9:253–255
6. Gristina AG, Costerton J (1985) Bacterial adherence to biomaterials and tissue. J Bone Joint Surg [Am] 67:264–273
7. Hahn H, Kaufmann SHE (1983) Mechanismen der Infektabwehr. In: S Vorländer KO (Hrsg) Immunologie. Grundlagen-Klinik-Praxis. Thieme, Stuttgart New York, sS 127–143
8. Hershman MJ, Polk HC, Pietsch JD, Shields RJ, Wellhausen SR, Sonnenfeld G (1988) Modulation of infection by gamma-interferon treatment following trauma. Infect Immun 56: 2412–2416
9. Kappstein I, Daschner F (1989) Infektionsprophylaxe: Fakten und Mythen. Z Orthop 127:467–470
10. Mertz PM, Patti JM, Marcin JJ, Marshall DA (1987) Model for studying bacterial adherence to skin wounds. J Clin Microbiol 25:1601–1604
11. Perttilä J, Salo J, Peltola O, Irjala K (1988) Changes in granulocyte chemiluminescence and plasma fibronectin concentrations following major blunt trauma. Eur Surg Res 20:211–219
12. Renger P, Schmidt PRM (1986) Raumlufttechnische Anlagen im OP-Bereich. In: Beck G, Schmidt P (Hrsg) Hygiene in Krankenhaus und Praxis. Springer, Berlin Heidelberg New York S 415–430
13. Schäffler A, Jeromin H, Beckert J (1989) Vergleichsuntersuchungen von Deckenführungssystemen für Operationsräume mit deckenbündigen und mit abgehängtem Einbau. Hyg Med 14:318–324
14. Vaudaux PE, Zulian G, Huggler E, Waldvogel FA (1985) Attachment of staphylococcus aureus to polymethylmethacrylate increases its resistance to phagocytosis in foreign body infection. Infect Immun 50:472–477
15. Weist K, Krieger J, Rüden H (1988) Vergleichende Untersuchungen bei aseptischen und septischen Operationen unter besonderer Berücksichtigung von S. aureus. Hyg Med 13:369–374
16. Wiesmann E (1982) Medizinische Mikrobiologie. Thieme, Stuttgart New York S 66–68
17. Wood JJ, O'Mahony JB, Rodrick ML, Mannick JA (1987) Immature T lymphocytes after injury characterized by morphology and phenotypic markers. Ann Surg 206:564–571

Desinfektion der Haut,
hygienische und chirurgische Händedesinfektion

H. Rudolph und H.J. Herberhold

Einleitung

Zur Geschichte der Desinfektion im allgemeinen und der Händedesinfektion im besonderen sind mehrere gute Übersichtsarbeiten erschienen [1, 6, 8], so daß an dieser Stelle ausführliche Exkursionen nicht sinnvoll erscheinen. Bemerkenswert ist nur, daß Ignaz Phillip Semmelweis bereits 1847 die Hand als Keimüberträger entlarvte und Hallstedt vor genau 100 Jahren die Gummihandschuhe im Operationssaal einführte.

Keimgehalt der Haut

Der Keimgehalt der Haut ist von der Körperregion abhängig. Nach Angaben von Christiansen [4] haben Stirn-Haar-Grenze, Sternal-, axillärer und Leistenbereich die höchsten Keimzahlen. Arme, Hände, Abdomen und Beine folgen (Tabelle 1). Wenn man zunächst den Mund-Nasen-Bereich außer acht läßt, sind beim Menschen in erster Linie Hand und Unterarm im Medizinbetrieb Keimüberträger Nr. 1.

Tabelle 1. Durchschnittliche aerobe und anaerobe Keimzahlen/cm^2 Haut in verschiedenen Regionen, ermittelt durch Biopsien, Schabe- oder Sprühmethoden. (Nach [4])

Region	Aerobe Keime/cm^2	Anaerobe Keime/cm^2
Arme/Beine	10^2–10^3	10^2–10^3
Hände	10^2–10^3	10^2–10^3
Abdomen	10^3	10^3–10^4
Leiste	10^3–10^4	?
Axilla	10^5–10^6	10^5
Sternum	10^4	10^5
Rücken	10^4	10^5
Stirn	10^4–10^5	10^5–10^6
Kopfhaut	10^5–10^6	10^6

Die mikrobielle Flora der Hände enthält:

1 residente Keime, die regelmäßig diesen Bereich besiedeln,
2 transiente Mikroorganismen, die sich erst nach Kontamination zufällig dort befinden [5].

Natürlich gibt es dazwischen zahlreiche Mischformen höchst unterschiedlicher Pathogenität. Handschuhe allein bieten wegen ihrer großen Verletzlichkeit weder für den Patienten noch für den Behandler, besonders auch hinsichtlich der Virusinfektion, keine ausreichende Sicherheit, da nach unseren Erfahrungen speziell im Bereich der Unfall- und der Wiederherstellungschirurgie sowie auch nach Literaturangaben in 5–60 % der Fälle Handschuhe beschädigt werden [2, 5, 13].

Aus diesem Grunde ist es erforderlich, die Mikroorganismen im Bereich von Hand und Unterarm so zu reduzieren, daß sie keine Gefahr für den Patienten darstellen.

Hygienische Händedesinfektion

Bei der hygienischen Händedesinfektion handelt es sich um:

„... die Abtötung von Krankheitserregern
der transienten Flora auf den Händen
um deren Weiterverbreitung zu unterbinden
und damit Infektketten zu unterbrechen." [6]

Sie ist 1. eine Maßnahme für den Seuchenfall, 2. für den täglichen Alltag im Medizinbetrieb.

Da keine Haut eine permanente Waschung mit Bürste und Seife aushält, ersetzt die hygienische Händedesinfektion oft lediglich eine Händewaschung [10].

Chirurgische Händedesinfektion

Für die Desinfektion von Hand und Unteram des Operationspersonals müssen Vorbereitungen getroffen werden, um die Abgabe von Mikroorganismen während der Operation zu verhindern oder zumindest zu reduzieren. Für die hygienische Händedesinfektion muß selbstverständlich in Abhängigkeit von Präparat und Konzentration des Desinfektionsmittels eine Zeit von 0,5 min für die chirurgische Händedesinfektion ebenfalls unter Beachtung gleicher Punkte eine Zeit von 5 min eingehalten werden (Abb. 1).

Abb. 1. Einwirkzeit des Desinfektionsmittels bei hygienischer und chirurgischer Händedesinfektion

<table>
<tr><td colspan="2" align="center">Händedesinfektion</td></tr>
<tr><td colspan="2" align="center">Einwirkungszeit in Minuten</td></tr>
<tr><td align="center">hygienisch</td><td align="center">chirurgisch</td></tr>
<tr><td align="center">1/2</td><td align="center">5</td></tr>
</table>

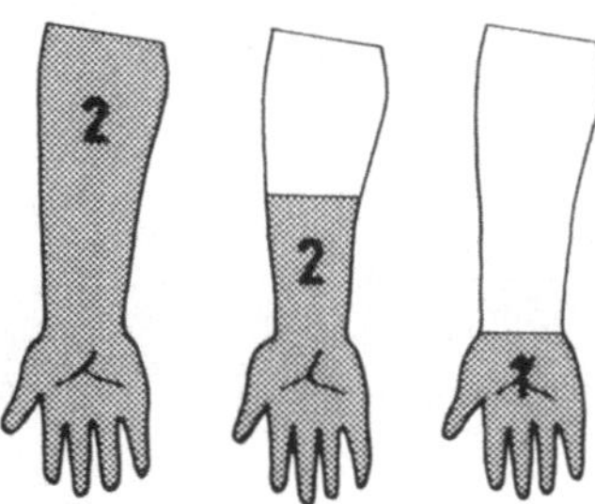

Abb. 2. Vorgehen bei chirurgischer Händedesinfektion

Die Waschung wird in 3 Schritten vorgenommen. In insgesamt 5 min sollte 2 min bis zum Ellbogen (und nicht über diesen hinaus!), 2 min bis zur Mitte des Unterarmes und in der letzten Minute das Präparat ausschließlich auf Hand und Finger eingerieben werden (Abb. 2). Für eine wirkungsvolle Händedesinfektion sind einige Grundvoraussetzungen notwendig. Die Haut darf nicht verschmutzt sein, und es dürfen keine entzündlichen Prozesse, Verletzungen oder Pilzinfektionen vorliegen (Abb. 3).

Diese verbieten eine Tätigkeit im Operationssaal. Dagegen kann ein langer Fingernagel bei verschmutzter Hand rasch mit Schere oder Feile auf das Mindestmaß zurückgeschnitten und gereinigt werden (Abb. 4).

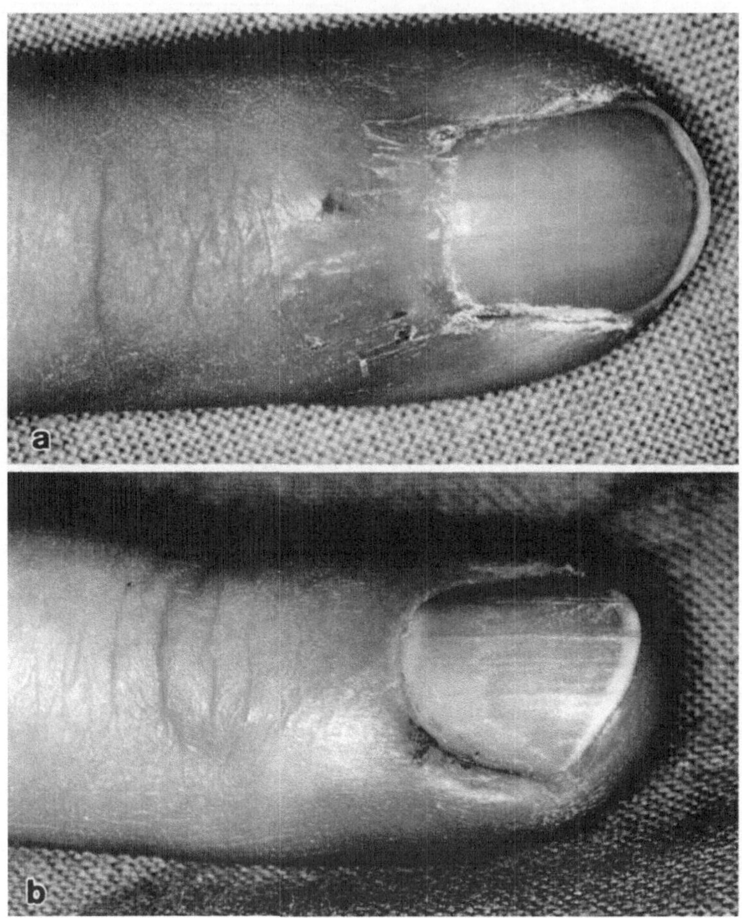

Abb. 3.a Läsion des Fingernagelfalzes, **b** parunguale Infektion

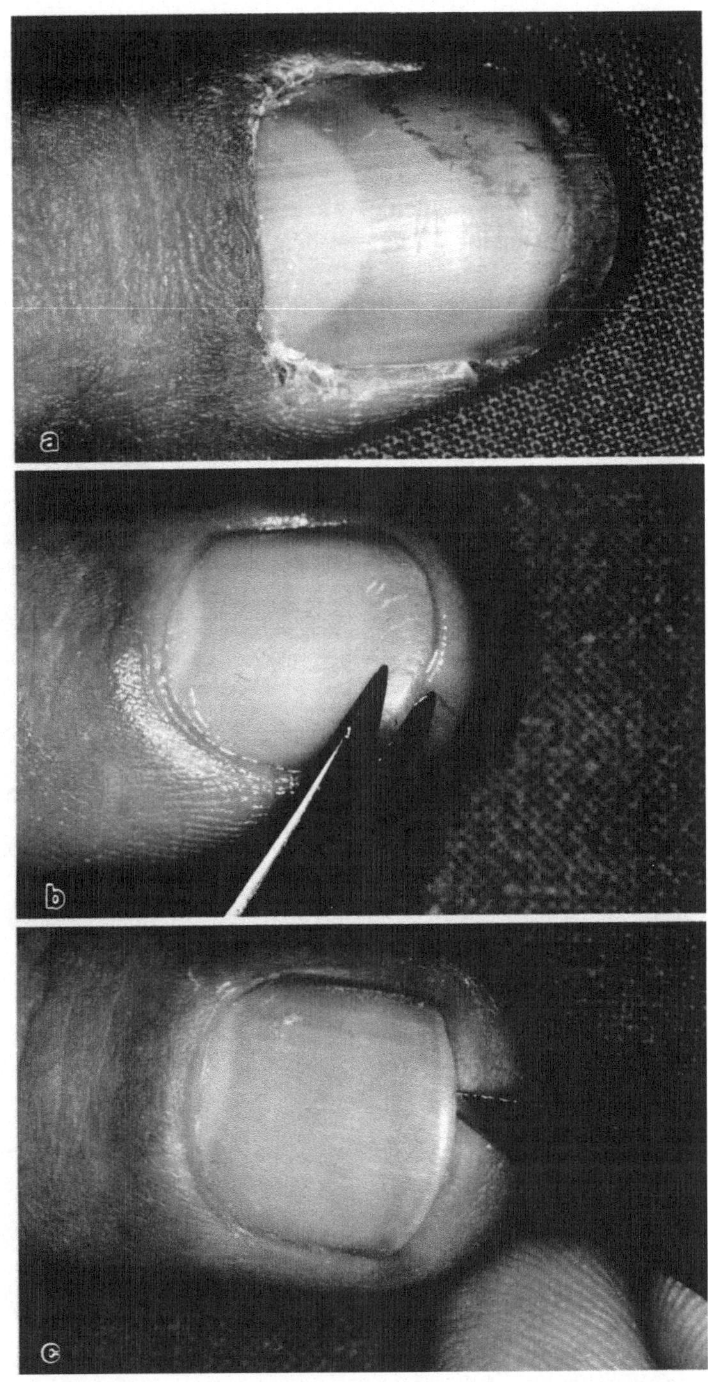

Abb. 4.a Verschmutzter und zu langer Fingernagel, **b** Kürzen des Fingernagels mit der Schere, **c** Säubern des Fingernagels mit dem Nagelreiniger

Allerdings sollte dies zweckmäßigerweise bereits zu Hause geschehen und nicht erst im Operationswaschraum. Wenn überhaupt eine mechanische Reinigung erforderlich ist, sollte diese mit steriler Kunststoffbürste und einem Handwaschmittel unter besonderer Beachtung der Fingernägel und Nagelfalze erfolgen.

Holzbürsten und Seife sind heute im Medizinbetrieb nicht mehr zu verwenden. Beim Waschen ist eine Schürze zu tragen, um ein Durchnässen der Operationsunterkleidung zu vermeiden (Abb. 5). Handtücher werden in Klinik und Praxis ebenfalls nicht mehr verwendet. Die Hände müssen mit einem Einmaltuch abgetrocknet werden (Abb. 6). Lufttrockner sind gefährliche Keimschleudern und müßten generell und überall, auch in Toiletten der Autobahnraststätten, verboten werden.

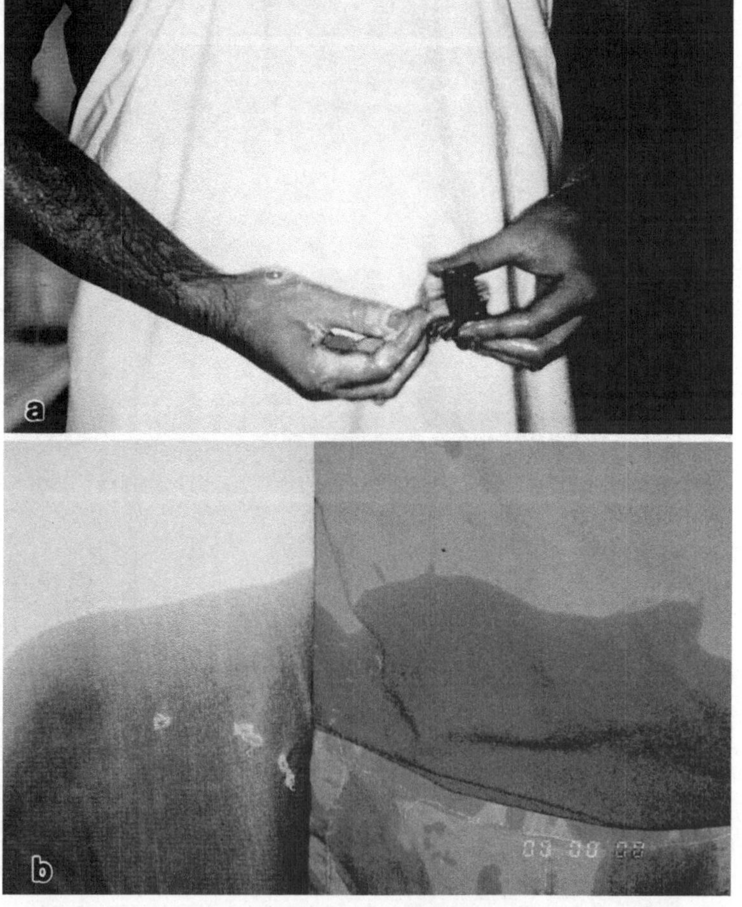

Abb. 5.a Händewaschen mit schützender Gummischürze, **b** durchnäßte Operationskleidung nach Waschen ohne Schürze

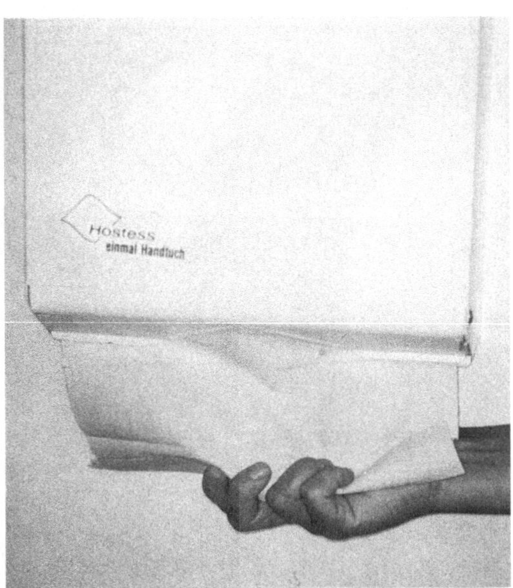

Abb. 6. Benutzung von Einmalhandtüchern im Operationsbereich

Das Ziel einer Händedesinfektion ist dann erreicht, wenn die Verminderung der Keimzahlen während der Operation anhält oder ein gewisses Maß nicht überschreitet.

Obsolete oder unpraktische Verfahren sind das Eintauchen der Hände in entsprechende Desinfektionslösungen oder die übliche „chirurgische" Überdosierung nach Menge und Zeit, aber auch die Anwendung von Desinfektionsmittel enthaltenden Tüchern (Abb. 7).

Eine hygienische Händedesinfektion sollte bereits vor dem Betreten des Operationssaals beginnen. In unserer Klinik kann man die Tür zum eigentlichen Operationstrakt nur dann öffnen, wenn vorher der Alkoholspender (Abb. 8) betätigt und damit der elektrische Türkontakt geöffnet wird [12, 13].

Obwohl die meisten Hersteller immer wieder darauf hinweisen, daß eine mechanische Reinigung insbesondere mit Bürste und Seife vor der Desinfektion mit Alkohol der Haut schadet, wird man immer noch auf überzeugte Anhänger dieses obsoleten Verfahrens treffen. Sinnvoll ist es lediglich, aus dem mit dem Ellbogen zu betätigenden Desinfektionsmittelspender die *erforderliche* Menge zu entnehmen und auf die Arme und Hände aufzutragen (Abb. 9).

Operationshemden sind grundsätzlich *unter* der Hose zu tragen (Abb. 10), damit nicht bei Waschbewegungen der Unterarm mit der unsterilen Kleidung in Berührung kommt (Abb. 11). Dabei dürfen die Arme oberhalb des Ellbogens einschließlich der Kleidung nicht befeuchtet werden (Abb. 12). Gleiches gilt selbstverständlich auch für die vordere Bauch- und Brustpartie.

Wie eingangs schon festgestellt, weist die Axillarhaut einen Keimgehalt von $10^5-10^6/cm^2$ auf und ist damit eine der gefährlichsten keimtragenden Regionen [4, 13], (Abb. 13 und 14).

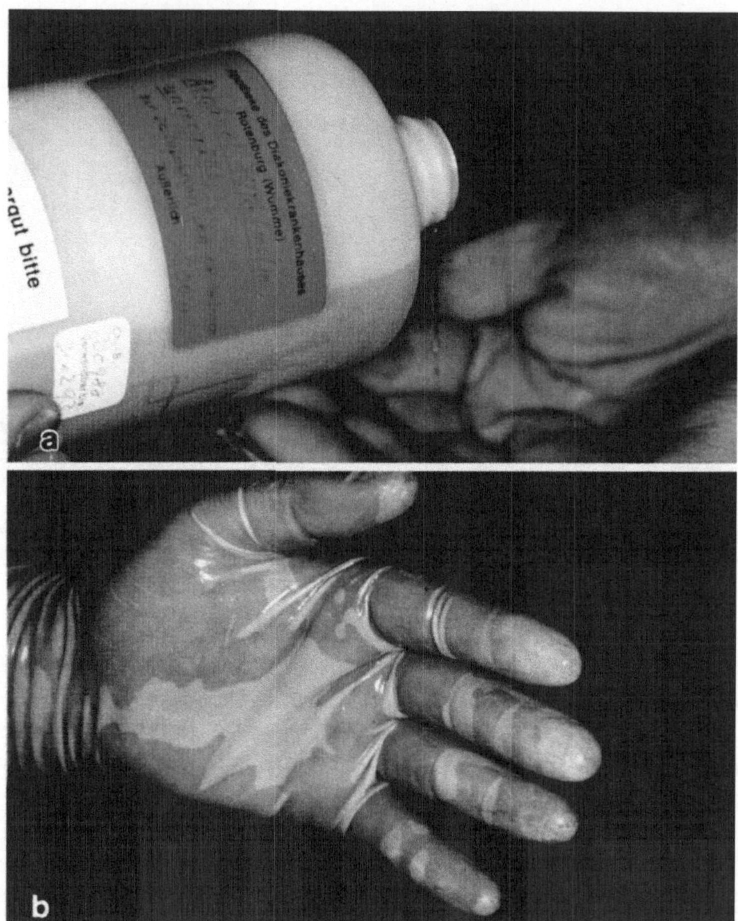

Abb. 7.a „Verschütten" von Händedesinfektionsmittel (schädlich für den Anwender),
b zuviel Desinfektionsmittel unter dem Handschuh (schädlich für den Anwender)

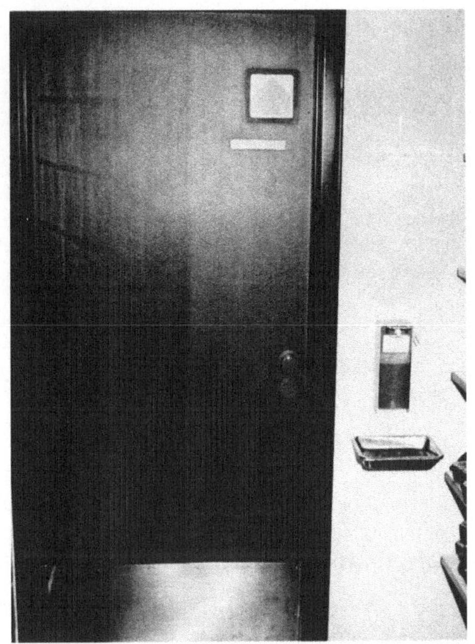

Abb. 8. Operationssaalschleuse mit an Desinfektionsmittelspender gekoppelter elektrischer Türsperre

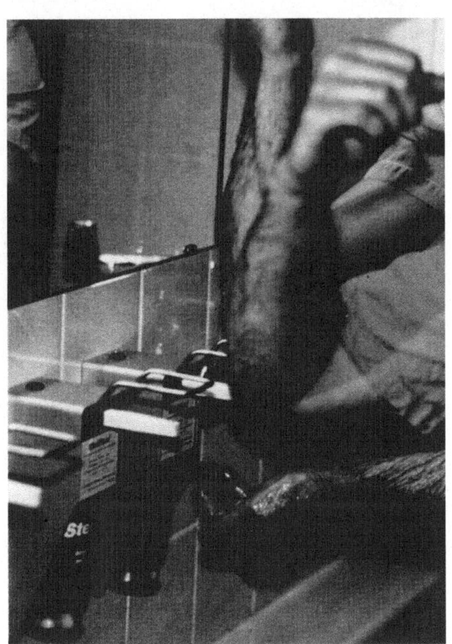

Abb. 9. Genau dosierender Desinfektionsmittelspender

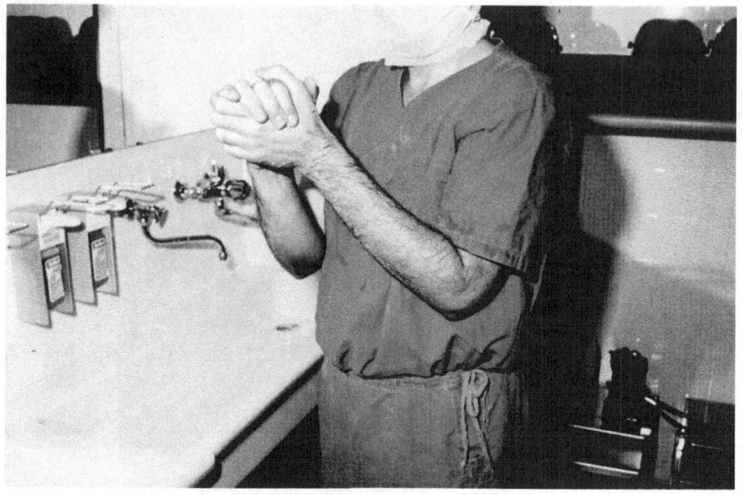

Abb. 10. Hemd beim Waschen *in* (!) der Hose (richtig!)

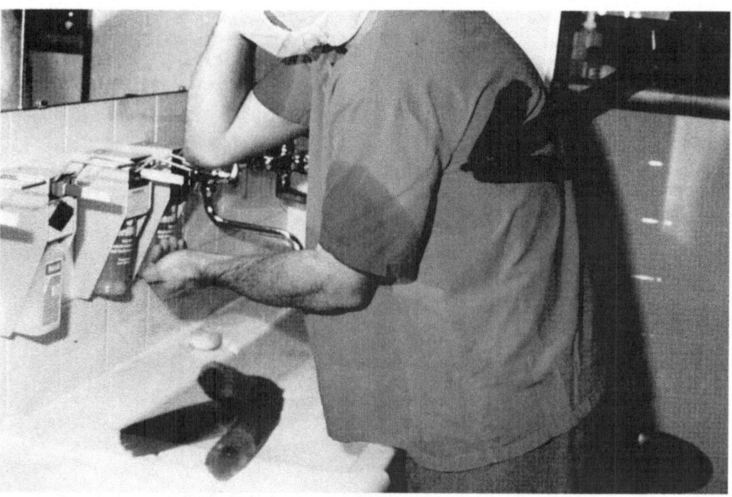

Abb. 11. Hemd beim Waschen außerhalb der Hose (falsch!)

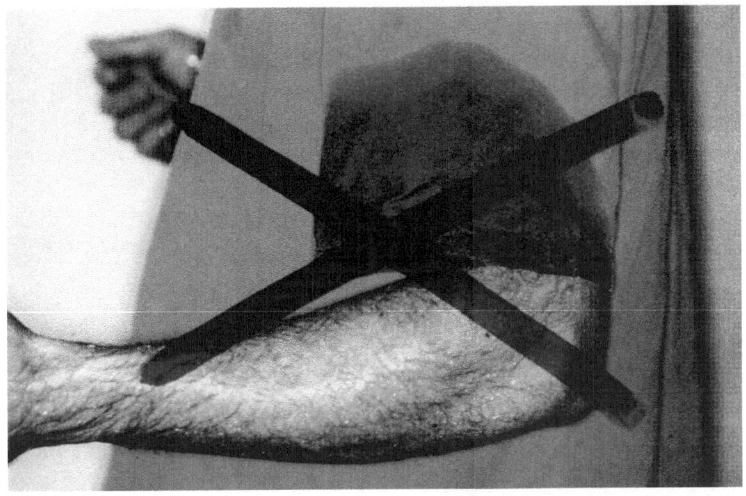

Abb. 12. Durchnäßte Operationsunterkleidung durch falsches Waschen

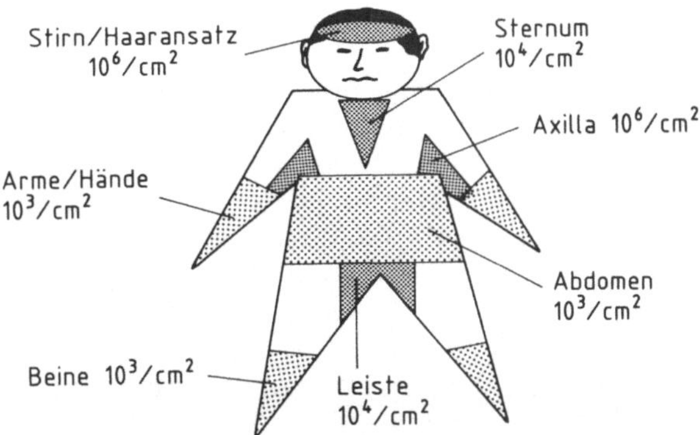

Abb. 13. Aerobe und anaerobe Keimzellen/cm^2 Haut in verschiedenen Regionen, ermittelt durch Biopsien, Schabe- oder Spülmethoden

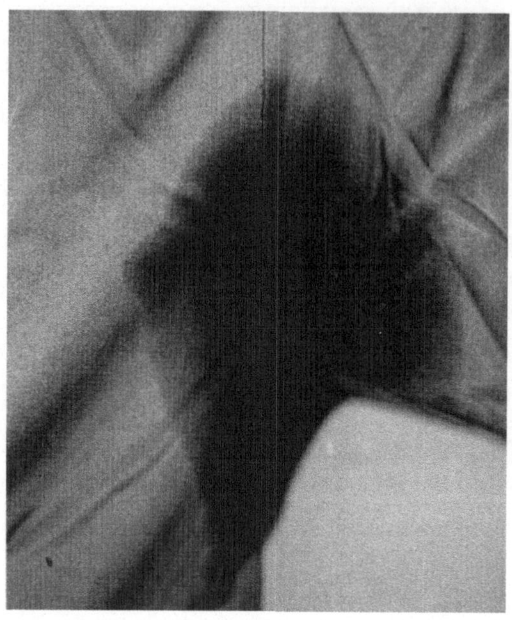

Abb. 14. Durchschwitzte
Achselregion (Sterilitätsdurchbruch!)

Aus diesem Grunde ist es selbstverständlich auch bei trockener Axilla nicht erlaubt, die behandschuhten Hände in der Axilla zu deponieren (Abb. 15). Dies gilt auch bei Benutzung flüssigkeitsdichter Kittel. Bei Operationen wie der Arthroskopie des Kniegelenkes darf der Unterschenkel nicht in die Axilla des Operateurs geklemmt werden (Abb. 16), um die Operation zu steuern [1, 13]. Nach jeder Operation ist selbstverständlich die Kleidung zu wechseln, damit durchschwitzte Kleidung nicht zur Gefährdung des Patienten führt. Hände und Arme haben im Operationssaal unterhalb des Bauchnabels nichts zu suchen (Abb. 17).

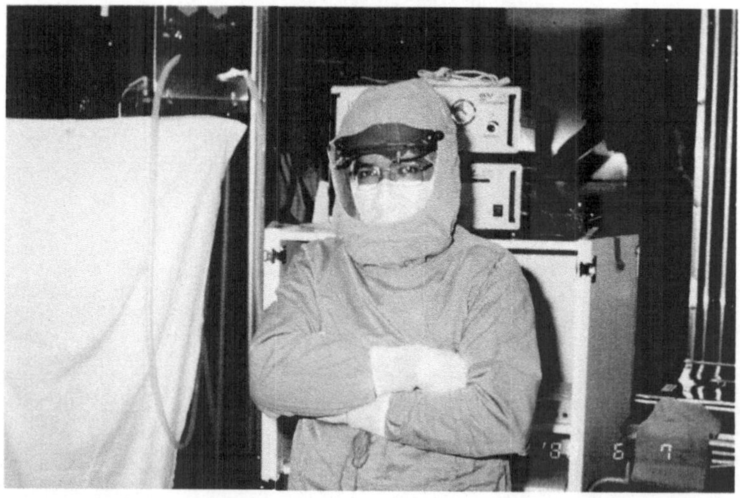

Abb. 15. Steril behandschuhte Hand in Axilla (Asepsis!?) ist falsch

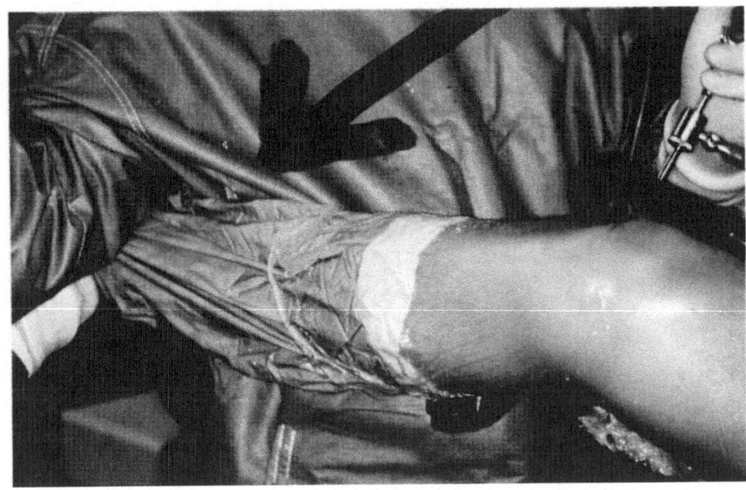

Abb. 16. Steril abgedeckter Fuß bei Arthroskopie in Axilla des Operateurs (Asepsis!?) ist falsch

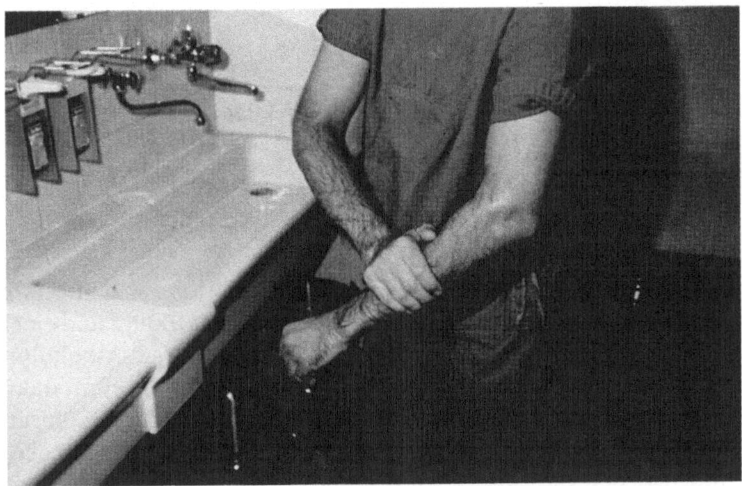

Abb. 17. Hände im Operationssaal unterhalb der Gürtellinie ist falsch

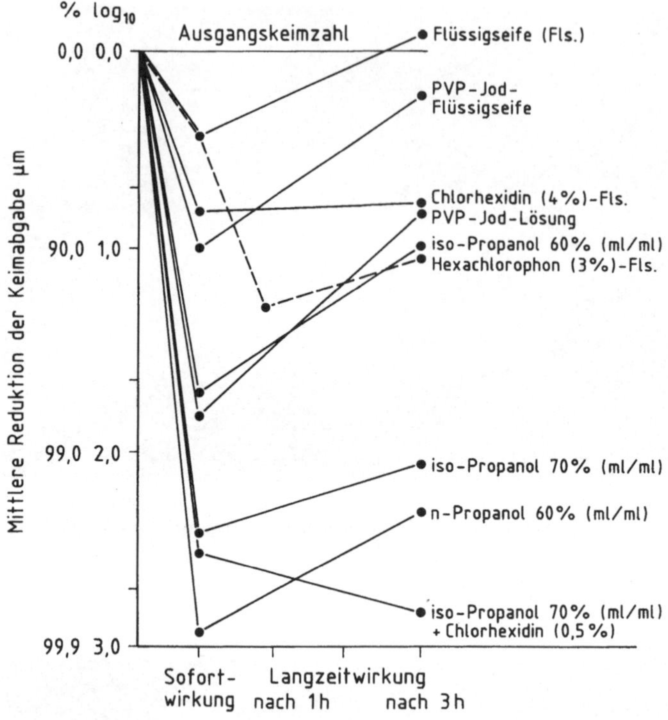

Abb. 18. Wirksamkeit verschiedener Desinfektionsmittel (Nach Christiansen [4])

Desinfektionsmittel

Das Mittel der Wahl für die Händedesinfektion ist heute Alkohol in richtiger Konzentration mit einer hervorragenden Sofortwirkung und einer sehr guten Langzeitwirkung noch unter dem Handschuh. Moderne Alkoholpräparate bewirken selbst noch 3 h nach Desinfektion eine bessere Keimreduktion als remanent wirkende Substanzen [3, 10]. Das Mittel der Wahl für die chirurgische Händedesinfektion ist n-Propanol mit Langzeitwirkung – und hautpflegenden Zusätzen. Die Abb. 18 zeigt die Sofort- und Langzeitwirkungen verschiedener Händedesinfektionsmittel nach 1 und nach 3 h [10].

Alle alkoholischen Präparate sollten nur in Kombination mit Hautschutzstoffen benutzt werden, um der außerordentlich hohen Austrocknung und damit Schädigung der Haut vorzubeugen. Bei der Verwendung eines optimalen Desinfektionsmittels ist meist eine Hautpflege mit speziellen Präparaten nicht erforderlich.

Auf dem Markt befinden sich zur Zeit viele Präparate. Allein in der 7. Liste mit Nachtrag der Deutschen Gesellschaft für Hygiene und Mikrobiologie (DGHM) sind 58 Präparate für die chirurgische Händedesinfektion aufgeführt. Dabei handelt es sich um 5 jodspaltende Verbindungen, 24mal reine Alkohole, sowie 29mal Alkohole mit den entsprechenden Zusätzen [15] (Abb. 19).

Chirurgische Händedesinfektion

VII. Liste + Nachtrag
der DGHM (30.04.89)

58 Präparate

5 × jodabspaltende Verbindungen
24 × Alkohol
29 × Alkohol mit Zusätzen

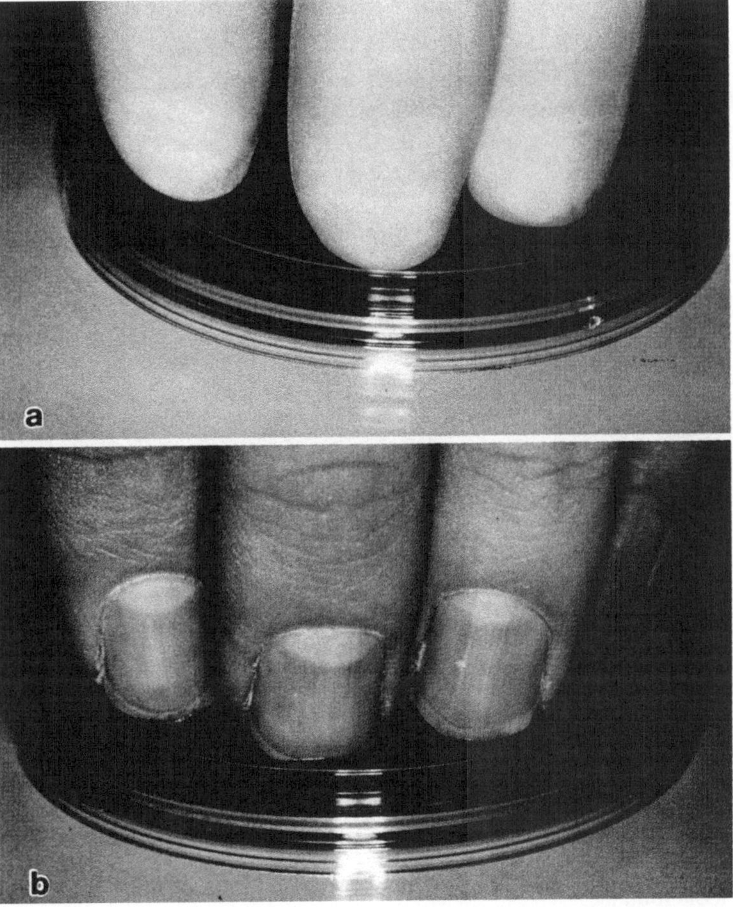

Abb. 19. Zusammenstellung der gelisteten Händedesinfektionsmittel

Wirksamkeitskontrolle

Eine Wirksamkeitskontrolle wird heute i. allg. standardisiert an der Wirkung von 60 %igem n-Propanol, der während 5 min auf Hand und Fingern verrieben wird [7].

Abb. 20. Intraoperative Abklatschkontrolle bei Personal *mit* Handschuhen, **b** intraoperative Abklatschkontrolle bei Personal *unter* dem Handschuh

Die unerläßliche Wirksamkeitskontrolle ist ohne vorherige Ankündigung beim operierenden Personal durchzuführen. Sinnvollerweise findet sie *während der Operation,* mindestens 1 h *nach* Operationsbeginn statt. Es werden Abklatschpräparate, nicht nur der Fingerkuppe, sondern auch von der behandschuhten Hand abgenommen (Abb. 20).

So haben wir es in den letzten 14 Jahren in unserem Haus gehalten. Dabei haben wir im Operationssaal 49mal Keime nachgewiesen, 135mal waren die Hände keimfrei. Die häufigsten Keime waren Staphylococcus epidermidis, dann Sporenbildner und selten Sarzinen und Staphlylococcus albus.

Seit 1981 haben wir die nachgewiesenen Keime auf und unter dem Handschuh verglichen und fanden nur eine gering erhöhte Zahl von Mikroorganismen auf der unbehandschuhten Hand. In der Regel handelte es sich um Staphylococcus epidermidis und Sporenbildner (Tabellen 2 und 3). Ein Übermaß an Desinfektionsmitteln unter dem Handschuh weist mehr auf einen Glauben an Wunder als auf besondere Sorgfalt hin. Eine indirekte Wirksamkeitskontrolle ist das Führen einer gewissen-

Tabelle 2. Ergebnisse intraoperativer Abklatschuntersuchungen. II. Chirurgische Klinik, Diakoniekrankenhaus Rotenburg (W.) (1975–1989)

Handschuhoberfläche		Nachgewiesene Keime	
		Fingerkuppen unter dem Handschuh	
+	–	+	–
5	36	14	28
	nachgewiesener Keimtyp		
5	Staphylococcus epidermis	5	
1	Sporenbildner	11	

Tabelle 3. Ergebnisse intraoperativer Abklatschuntersuchungen. II. Chirurgische Klinik, Diakoniekrankenhaus Rotenburg (W.) (1975–1989)

Nachweis von Keimen	(n)
+	–
40	135
nachgewiesener Keimtyp	**n**
Staphylococcus epidermidis	27
Sporenbildner	19
Sarzine	2
Staphylococcus albus	2

haften Infektionsstatistik in *jedem* Krankenhaus. Diese Maßnahme dient übrigens nicht nur dem Schutz des Patienten, sondern auch dem des Arztes, besonders in juristischer Hinsicht [11].

Infektionsgefahr

Das Eindringen von Blut und Körpersekreten unter den Handschuh mit Hautkontakt (besonders bei Hautläsionen) war und ist eine der Hauptursachen für die Übertragung von Hepatitisinfektionen (Abb. 21).

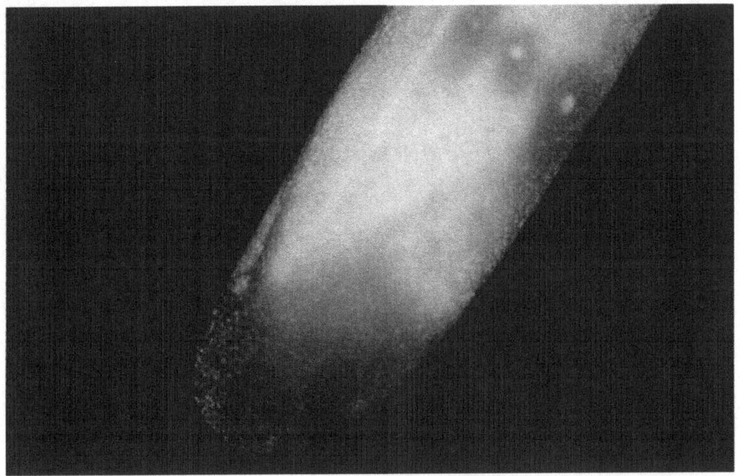

Abb. 21. Blut zwischen defektem Handschuh und Haut des Operateurs

Seit dem Bekanntwerden der HIV-Infektion ist dieser Infektionsweg besonders gefürchtet. Jeder Chirurg weiß, daß dazu nicht unbedingt scharfe Instrumente notwendig sind (Abb. 22), sondern daß bereits vom Hersteller defekte Handschuhe geliefert werden können und Hautverletzungen im Bereich der Fingerkuppen auch durch das Knüpfen von dünnen Fäden erreicht werden können (Abb. 23), wobei der Handschuh selbst intakt bleibt [13]!

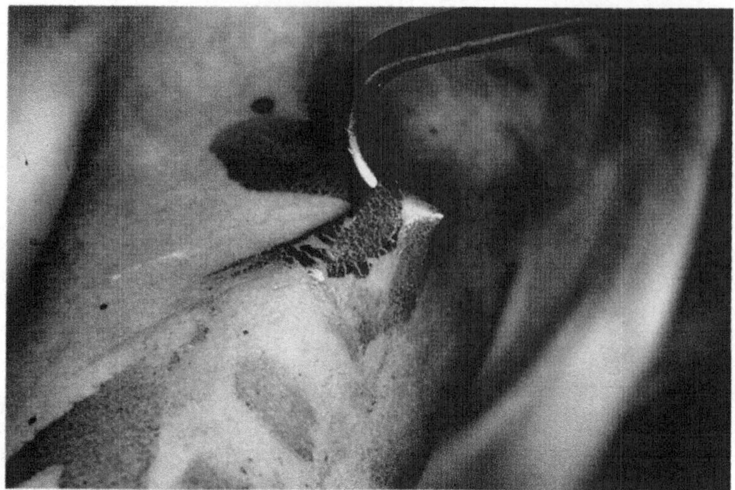

Abb. 22. Handschuhläsion durch Instrument

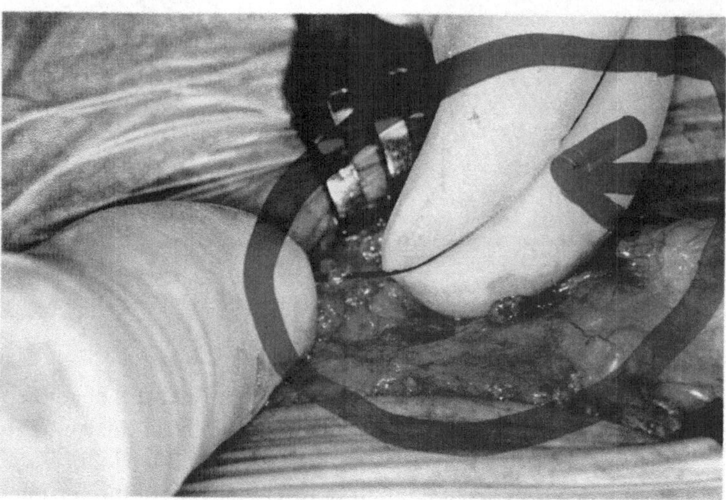

Abb. 23. Hautläsion bei intaktem Handschuh durch Faden beim Knüpfen

Aus diesem Grunde vertreten wir nach wie vor die Meinung, daß das Tragen von 2 Paar Handschuhen, wie es die AO bereits seit über 25 Jahren vorschlägt, zum Schutze von Patienten und Personal dringend zu empfehlen ist. Die Meinung einiger Hygieniker, daß das Tragen von 2 Paar Handschuhen sinnlos sei [5], weil die Handschuhe sowieso häufig defekt wären, halten wir für einen verantwortungslosen und gefährlichen Unfug.

Kein vernünftiger Mensch würde heute mehr ohne die Dreieinigkeit – Kopfstütze, Sicherheitsgurt und Verbundglas – Auto fahren, nur weil eines dieser Sicherheitssysteme allein nicht ausreichenden Schutz bietet.

Hautrasur und Hautdesinfektion

Über die Rasur als Vorbereitung des Patienten zur Hautdesinfektion liegen zahlreiche Untersuchungen vor. Eine Rasur ist nur bei störender Behaarung erforderlich, sie muß aber in jedem Fall unmittelbar vor der Operation und keinesfalls am Tage vor der Operation durchgeführt werden, weil dann kontaminierte Hautläsionen eine Gefahr für den Patienten darstellen.

Schier unübersichtlich ist das Angebot der verschiedenen Desinfektionsmittel: Im Medizinbetrieb sollten nur gelistete Präparate verwendet werden [15].

In erster Linie sind es Alkohol, Ethanol, Isopropanol und n-Propanol, die Bakterien, Pilze und die meisten Viren abtöten [7]. Jodophore, Chlorhexidin und Quecksilberverbindungen als Zusätze verbessern die remanente Wirkung (Abb. 18) [9]. Vor jeder Hautdesinfektion sind bestimmte Schritte zu beachten. Bei offenen Frakturen dürfen die Verbände erst im Operationssaal von behandschuhter Hand und steriler Schere entfernt werden (Abb. 24). Auch eine störende Behaarung wird erst hier entfernt. Obwohl Bernau und Heeg [3] für Sprüh- und Wischverfahren bei einer minimalen Einwirkzeit von 10 s bis 4 min keine Unterschiede nachwiesen, bleiben wir beim 4maligen Abwischen als Kombination einer mechanischen und desinfizierenden Säuberung von ca. 3–4 min. Nach der Rasur wird erneut abgewaschen und erst dann erfolgt die Abdeckung. Es ist zu empfehlen, in allen Fällen, bei denen ein Anfall von Blut oder anderen Körpersekreten zu erwarten ist, flüssigkeitsdichte Einmalwäsche bzw. Folien zu benutzen. Folien sind allerdings nur dann sinnvoll, wenn sie gut kleben und die gefährlichen Regionen entsprechend sichern und nicht eine feuchte Kammer als idealen Aufenthaltsort verschiedenster Mikroorganismen bilden. Schwierigkeiten ergeben sich bei Ope-

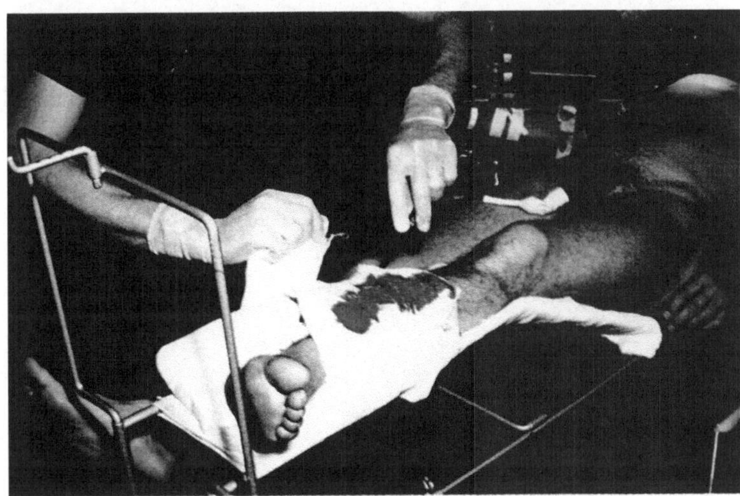

Abb. 24. Verband bei offener Fraktur wird erst im Operationssaal unter aseptischen Kautelen geöffnet

rationen in Blutleere oder Blutsperre, wenn das Bein ausgewickelt und die Manschette angelegt ist. Seit 1986 weise ich auf einen Umstand hin, der in den letzten Jahren zu einer hohen Frequenz von Schadensersatzprozessen geführt hat. Die ungeschützt aufliegende Blutleeremanschette erlaubt das Eindringen von Desinfektionsmittel zwischen Haut und Manschette (Abb. 25) und führt in einer Häufigkeit von 1‰ bis zu 1% zu verbrennungsähnlichen Hautschäden, die aber eine Verätzung sind [14]. Auch das Abpolstern der Haut allein mit Watte reicht nicht aus, ebenso nicht das Abstopfen mit Tüchern (Abb. 26). Am sichersten und sinnvollsten ist die Benutzung unsteriler Folien, die die Manschette nach oben und unten abdichten und ein Eindringen von Desinfektionsmittel zwischen Haut und Manschette verhindern (Abb. 27). Die beste Folie nützt jedoch nichts, wenn sie nicht richtig klebt und es trotzdem zu einem Eintritt von Desinfektionsmittel in eine feuchte Kammer kommt.

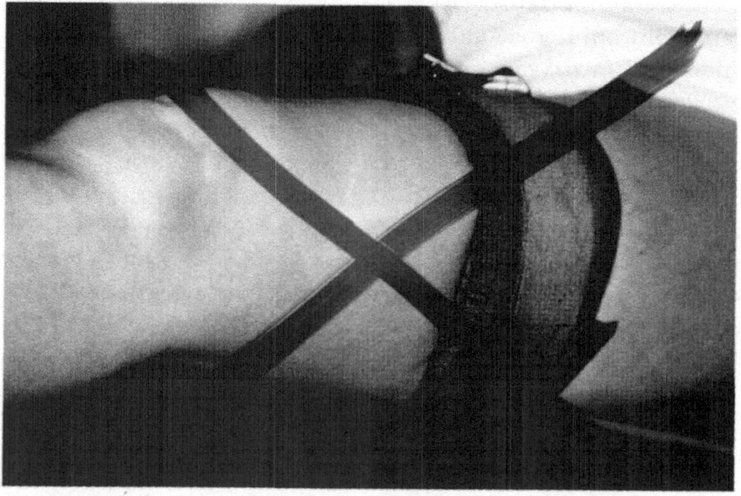

Abb. 25. Manschette bei Blutleere auf nackter Haut (falsch!)

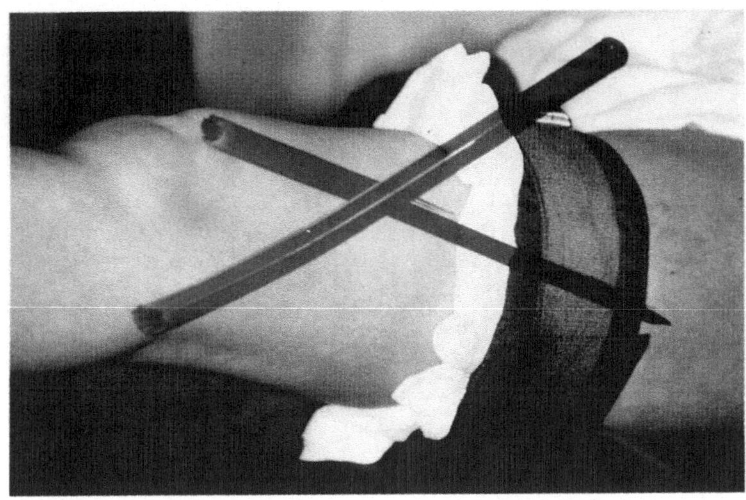

Abb. 26. Durch Textilien „abgedichtete" Blutsperremanschette (unzureichend!)

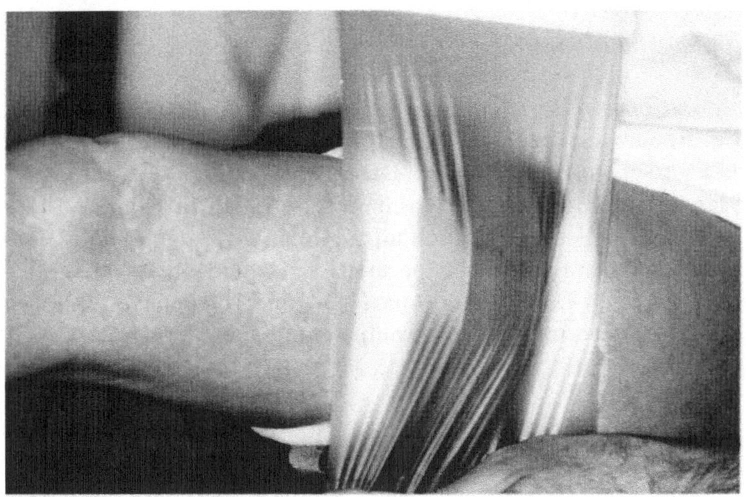

Abb. 27. Abdichten der Blutsperremanschette nach proximal und distal mit Folie (sicher!)

Gleiches gilt für die Bauchlagerung, mehr noch für die Rückenlagerung, wenn das Desinfektionsmittel unter Nichtbeachtung einer entsprechenden gebotenen Sorgfalt unter den Rücken laufen kann und dann an den druckbelasteten Stellen oder im Bereich der Leiste zu Hautverätzungen führt (Abb. 28).

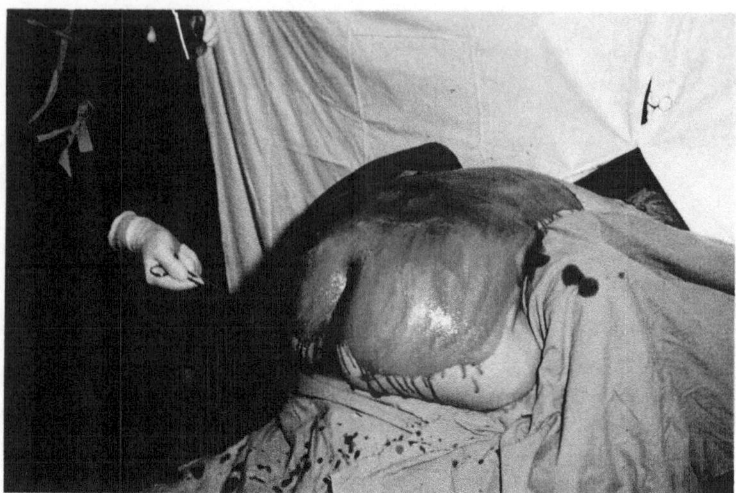

Abb. 28. Vermeiden von Desinfektionsmittelschäden an lageabhängigen Partien

Zusammenfassung

Im stationären Berich und in der Praxis ersetzt die hygienische Händedesinfektion bei Benutzung moderner Alkoholpräparate durchaus die mechanische Reinigung bei verschmutzten Händen. Die postoperative Behandlung von Wunden ohne Handschuhe oder ohne Instrumente ist gefährlich und verboten. Eine adäquate Desinfektion ist nur möglich mit optimal wirksamen und gleichzeitig auch anhaltend hautverträglichen Präparaten. Entscheidend ist aber die Einhaltung einer konsequenten Disziplin bei der Haut- und Händedesinfektion in Verbindung mit ständigen Kontrollen durch kompetente Fachleute.

Literatur

1. Arbeitskreis für Krankenhaushygiene (1988) Infektionsprophylaxe bei Arthroskopie und arthroskopischen Operationen. Hyg Med 13:4
2. Arbeitskreis für Krankenhaushygiene (1987) AIDS-Prophylaxe in Krankenhaus und Praxis. Hyg Med 12:129
3. Bernau A, Heeg P (1989) Hautdesinfektion. ML Verlag, Uelzen
4. Christiansen B (1988) Die physiologische Hautflora und ihre stufenweise Verminderung durch Wasch- und Desinfektionsmittel. In: Timm BM (Hrsg): IV. Internationales Ulmer Hygienesymposium, Infektionskontrolle im Krankenhaus, 21.–23. 09. 1988 Ulmer Universitätsdruckerei, S 28–37
5. Habel H, Haller J, Knappstein I, Sommer C, Daschner F (1989) Operieren mit doppelten OP-Handschuhen. Klinikarzt 18: 243–245
6. Möse JR (1988) Hygiene und Mikrobiologie. Styria, Graz

7. Price PB (1938) The bacteriology of normal skin; a new quantitative test applied to a study of the bacterial flora and the desinfectant action of mechanical cleansing. Infect Dis 63: 301–318
8. Rotter M (1984) Händedesinfektion; Grundlagen der Sterilisation, Desinfektion und Antisepsis. In: Horn M, Privora M, Weuffen W (Hrsg) Handbuch der Desinfektion und Sterilisation, B V. VEB, Volk und Gesundheit, Berlin, S 62–128
9. Rotter M (1981) Polyvidone-iodine and chlorhexedine gluconate containing detergents for desinfection of hands. Letters to the editor. Hosp Inf: 2: 273–276
10. Rotter M (1988) Händedesinfektionsmittel – Richtlinien und Methoden. In: Timm BM (Hrsg) IV. Internationales Ulmer Hygienesymposium, Infektionskontrolle im Krankenhaus, 21.–23. 09. 1988 Ulmer Universitätsdruckerei, S 4–26
11. Rudolph H, Werner H-P (1986) Arbeitskreis für Krankenhaushygiene. Hyg Med 11: 7–8
12. Rudolph H, Werner H-P (1988) (Arbeitskreis für Krankenhaushygiene). Die Trennung von Operationsbereichen durch Schleusen. Hyg Med 13: 256
13. Rudolph H (1989) Der Kliniker. Hefte Unfallheilkd 207: 341–346
14. Rudolph H, Gärtner J (1986) Hautschäden nach Verwendung von Blutleeremanschetten und Desinfektionsmittel. Langenbecks Arch Chir 369:808
15. VII. Liste und Nachtrag (1989) der nach den „Richtlinien für die Prüfung chemischer Desinfektionsmittel" geprüften und von der Deutschen Gesellschaft für Hygiene und Mikrobiologie als wirksam befundenden Desinfektionsmittel. mhp, Wiesbaden

Vorbereitung von Patienten und Personal zur Operation, Personalverhalten im Operationssaal

M. Hansis

Einleitung

Zur Vorbereitung von Patient und Personal für die Operation sowie für das Personalverhalten im Operationssaal existieren zahlreiche Gepflogenheiten und Vorschriften; sie haben alle gemeinsam das Ziel, über eine Reduktion oder Vermeidung der Wundkeimbesiedlung zu einer Verminderung postoperativer oder sonstiger krankenhausbedingter Infektionen beizutragen. Die „Richtlinie für die Erkennung, Verhütung und Bekämpfung von Krankenhausinfektionen des Bundesgesundheitsamtes Berlin [2] faßt die wesentlichen Gepflogenheiten im Sinne eines allgemeinen Konsens zusammen.

Um jedoch diese Hygienerichtlinien hinsichtlich ihrer Bedeutung gedanklich korrekt einordnen zu können, sind 2 Prämissen zu beachten:

1. Die Prophylaxe postoperativer Infektionen erschöpft sich nicht in Hygienemaßnahmen, weil bekannt ist, daß zum Zustandekommen einer Infektion neben der Inokulation pathogener Keime in ausreichender Zahl auch eine mehr oder weniger große Schädigung des Wundgrundes (Störung der örtlichen Wirtsbedingungen durch Trauma, Operation, Implantat, Hämatom usw.) gehört, und weiterhin der Allgemeinzustand des Patienten auf das Zustandekommen der Wundinfektion einen Einfluß haben kann (z.B. bei [13]).

2. Zahlreiche der in der Literatur genannten und in praxi angewandten Hygienerichtlinien sind in ihrer Wirksamkeit, was die Infektionsverhütung oder auch nur was die Vermeidung einer Wundkolonisation betrifft, nicht abgesichert. In Anlehnung an Werner [21] sowie die Centers for Disease Control (CDC) Guidelines [3] kann bei jeder Hygienemaßnahme differenziert werden, ob sie:

   – beweisbar die Infektionsrate senkt,
   – beweisbar die Kontaminationsrate senkt,
   – überzeugend logisch, im Effekt jedoch nicht bewiesen ist,
   – nachweisbar ohne Einfluß auf Kontaminations- oder Infektionsrate bleibt.

Die folgenden Ausführungen sollen nicht den gesamten allgemein anerkannten Kodex von Hygienerichtlinien repetieren; sie sollen vielmehr zu 5 strittigen bzw. besonders fehlergefährdeten Punkten Stellung nehmen.

Abdeckmaterialien und Operationsbereichskleidung

Die Untersuchungen von Lidwell [14, 15] sind hinreichend bekannt: Dort wird nachgewiesen, daß unter Laminar-air-flow-Bedingungen zusammen mit einer Helmabsaugung einerseits eine Reduktion der Luftkeimzahl und andererseits eine Reduktion der Infektionsrate zustandekommt. Lidwell nimmt selbstverständlich an, daß die verminderte Infektrate alleinige Folge der verminderten Luftkeimzahl sei, obwohl das wichtigste Indiz in dieser Beweiskette fehlt – es kam nämlich nicht zur gleichsinnigen Reduktion auch der asymptomatischen Wundkeimbesiedlung (auf diese Diskrepanz weist Lidwell [14] ausdrücklich hin). Diese als selbstverständlich unterstellte Kausalbeziehung ignoriert eine ganze Reihe anderer Faktoren – so z.B. die Feststellungen von Hoborn [10], der dem direkten Keimeintrag in die Wunde einen weit größeren Stellenwert zuweist, oder die Untersuchungen von Knapp [12], der auf der umgebenden Patientenhaut nach Typisierung dieselben Keime fand wie anläßlich der asymptomatischen Kontamination bei der Operation. Weiterhin wird ignoriert, daß schon die äußeren Umstände unter Laminar air flow mit Helmabsaugung den Operateur insgesamt zu einem disziplinierteren Verhalten veranlassen, worauf z.B. Schneider [19] ausdrücklich abhebt. Auch wir konnten nachweisen [8], daß bei unverändert geringfügiger Luftkeimzahl mit steigender Operationsfrequenz (und zunehmender Operationserfahrung) sowohl die Rate der asymptomatischen Kontamination als auch (geringfügig) die Rate postoperativer Wundinfektionen rückläufig war. Es steht nicht an, die Erkenntnisse von Lidwell zu ignorieren. Sie müssen in ihren Schlußfolgerungen jedoch dahingehend modifiziert werden, daß die Höhe der Luftkeimzahl ein Faktor für die Höhe der Infektionsrate sein kann.

Dies ist im vorliegenden Zusammenhang insofern relevant, als Lidwells Erkenntnisse Grundlage einer ganzen Reihe anderer Publikationen sind, die ausrechnen, daß es aufgrund der hohen partikelbeladenen Abschuppung von der Haut der Mitarbeiter im Operationssaal zwangsläufig zu einem massiven ärogenen Keimeintrag und damit zu einer massiven Besiedlung der aseptischen Wunde kommen müsse. Als Schlußfolgerungen werden z.B. von Whyte [22] Abdeckmaterialien bzw. Operationsbereichskleidung mit einer maximalen Porenweite von 20 μm gefordert. Dies bedeutet sehr dicht gewebtes Baumwollgewebe; noch besser sei nichtgewebtes Material, z.B. Goretex. Zu bevorzugen seien Kleider mit Bündchen, um den Ausstoß im Sinne eines Pumpeffekts durch Ärmel und Beinenden zu vermeiden. Diese Überlegungen gelten in der vorgetragenen strikten Form nur dann, wenn der Besiedlung der Wunde durch keimbeladene und über die Luft übertragene Partikel eine überragende Bedeutung zugemessen wird; letzteres ist, wie oben dagelegt, nicht schlüssig bewiesen. Es ist weder der Nachweis geführt, daß die Durchschuppung durch eine gute Baumwollbekleidung oder gute Baumwollabdeckung mit keimbeladenen Partikeln zu einer höheren Wundkontamination führt, noch daß eine höhere Wundinfektionsrate entsteht. Die Mitteilungen von Moylan u. Kennedy [17] können nicht überzeugen, sie haben zwar eine Reduktion der Infektionsrate von 6 auf 2 % durch die Verwendung von Einmaloperationsabdeckungen nachgewiesen; es handelte sich hierbei jedoch nur teilweise um aseptische Operationen, teilweise auch um kontaminierte Operationen. Es ist nicht angegeben, wie die Studie aufgebaut wurde, ob möglicherweise eine der Untersuchungsgruppen retrospektiv betrachtet wurde.

Einen wesentlich einfacheren Weg zur Reduktion der Partikelabgabe beschreiben Horn u. Machmerth [11], die angeben, daß allein durch Rückfetten der Haut an Armen und Beinen bei den Mitarbeitern die Partikelabgabe auf 1/10 oder weniger zu reduzieren sei.

Zusammenfassend ist wohl von einem Partikeldurchschnitt durch Baumwollgewebe (v.a. bei lockerer Webweise) auszugehen; es ist jedoch nicht schlüssig bewiesen, daß dieser Durchtritt in der Tat zu einer signifikant höheren Kontamination oder gar höheren Infektionsrate führt. Es kann deswegen im Augenblick allenfalls die Verwendung dicht gewebter Baumwollmaterialien empfohlen werden. Eine Grundlage für die bindende Vorschrift von beschichtetem oder Goretex-Material ergibt sich aus der Literatur bislang nicht. Von der Anbringung von Bündchen an Arm- oder Beinabschlüssen sollte man unserer Meinung nach sogar eher abraten.

Handschuhe

Es wird immer wieder vorgeschlagen, bei „hochaseptischen" Operationen (Knochenoperationen, Endoprothesen oder ähnlichem) 2 Paar Handschuhe zu tragen. Dies führt auf die Erkenntnis zurück, daß ein Teil der Handschuhe am Operationsabschluß defekt ist (Cruse [4]: 3–4 %; Whyte [22]: 16–48 %).

Es kommt dann zwangsläufig zum Keimeintrag von den Händen über den sog. Handschuhsaft in die Wunde. Über dessen Beschaffenheit geben Mitteilungen von Hoborn [10] Auskunft, in denen für eine gewaschene Hand eine Ausschwitzung von 2000 Keimen/2 h, für eine ungewaschene Hand eine Ausschwitzung von 7000 Keimen/2 h angegeben wird. Cruse u. Foord [4] nehmen für Operationen, die mit defekten Handschuhen zu Ende geführt werden, eine Infektionsrate von 5,3 %, für andere aseptische Operationen eine Infektionsrate von 1,8 % an. Ob diese Differenz alleine dem defekten Handschuh zuzuschreiben ist, bleibt offen; immerhin ist davon auszugehen, daß gerade bei schwierigen (und somit vermehrt infektgefährdeten) Eingriffen auch vermehrt Handschuhzerreißungen auftreten können.

Dennoch muß eine hohe Zahl von Mikroverletzungen der Operationshandschuhe unterstellt werden, die sowohl für den Patienten als auch für den Operateur eine Gefahr darstellen. Unter Abwägung der möglichen Nachteile gegen die voraussichtlichen Kosten ist es vertretbar zu empfehlen, daß bei Operationen, bei denen es durch ausgiebige Manipulationen am Knochen erfahrungsgemäß besonders häufig zu Handschuhverletzungen kommt, primär 2 Paar Handschuhe getragen werden sollten – insbesondere also bei der Reposition und Versorgung von Frakturen.

Patientenvorbereitung

Präoperatives Bad

Ob der Patient am Vortag der Operation mit Vorteil einem desinfizierenden Bad zugeführt werden soll oder nicht, bleibt offen: Die Studie von Hayek et al. [9] belegt überzeugend einen Vorteil, bei Ayliffe et al. [1] und Rotter et al. [18] besteht zwischen dem gebadeten und dem nicht gebadeten Patienten kein Unterschied hinsichtlich der Infektionsrate.

Rasur

In zahlreichen Studien (z.B. [4, 16]) ist nachgewiesen, daß eine Rasur unmittelbar vor Operationsbeginn derjenigen am Vortag hinsichtlich der Infektionsverhütung überlegen ist. Die Centers for Disease Control (CDC) [3] empfehlen entweder überhaupt auf eine Enthaarung zu verzichten (bzw. mit einem Kürzen der Hauthaare auszukommen) oder unmittelbar präoperativ eine Rasur oder Depilation vorzunehmen. Insgesamt soll nach allgemeiner Übereinkunft die Fläche der Haarverkürzung bzw. Haarentfernung möglichst klein gewählt werden.

Verhalten des Personals im Operationssaal

Das Verhalten des Personals im Operationssaal wird gewöhnlich mit dem Hinweis bedacht, es müsse selbstverständlich diszipliniert sein. Dieser Aspekt der Infektionsprophylaxe darf in seiner Bedeutung keinesfalls unterschätzt werden: Herumgehen, Reden, Öffnen und Schließen von Türen führt einerseits zu Turbulenzen und damit zu vermehrtem Keimeintrag in die Wunde [20]. Andererseits führt jede Unruhe im Operationssaal dazu, daß die Operateure in ihrer Arbeit gestört werden, unkonzentriert oder langsamer arbeiten, Fehler machen, nachfragen müssen usw. Der Operateur sollte keinerlei private oder auch halbfachliche Gespräche anderer im Saal zulassen und sie selbst nicht führen. Springschwester und -pfleger bleiben von Anfang bis zum Ende des Eingriffs im Saal. Die Instrumentierschwester vergewissert sich vor dem Eingriff, ob die Instrumente komplett und technisch in Ordnung sind, der Operationssaalpfleger macht sich vor Beginn des Eingriffs mit der Bedienung des Bildverstärkers vertraut usw.

Für alle Beteiligten schließlich beginnt die persönliche Disziplin bereits am Vortag: Hier macht sich der Operateur durch intensive Untersuchung mit seinem Patienten und dessen Röntgenbildern vertraut, fertigt Operationsskizzen an und liest über den bevorstehenden Eingriff (soweit er ihm nicht absolut geläufig ist) in der Operationslehre nach. Dasselbe kann zu Recht von der Instrumentierschwester erwartet werden – auch sie hat sich für einen ihr nicht alltäglichen Eingriff am Vortag kundig zu machen.

Die skizzierten Vorstellungen von der persönlichen Mitarbeiterdisziplin sind in praxi schwer durchzusetzen – einerseits, weil es sich um Verhaltensmodifikationen handelt und andererseits, weil sie schwer kontrollierbar sind – sowohl in ihrer Durchführung als auch hinsichtlich ihres (positiven oder negativen) Erfolges. Darüber hinaus leben diese Prinzipien vom persönlichen Vorbild der leitenden Mitarbeiter (Ärzte und Schwestern). – Daß diese Vorstellungen dennoch nicht nur eine unreflektierte „law-and-order-Mentalität" widerspiegeln, kann durch folgende Mitteilungen belegt werden:

Thomas [20] hat überzeugend nachgewiesen, wie erheblich die Luftkeimzahl bei allen Turbulenzen, Aufregungen und anderen ungewohnten Operationspassagen ansteigt. George [6] belegt abhängig von der individuellen Erfahrung und Technik einzelner Operateure eine bis zu 25fache Differenz in der Infektionsrate – ähnliches bei Dillin u. Slabaugh [5] und Gil-Egea et al. [7].

Schlußfolgerung

Es ist ein leichtes, Maximalforderungen hinsichtlich der Hygieneaustattung aufzustellen, sie werden ohnehin nicht erfüllt. Damit ist scheinbar allen gedient – demjenigen, der sie aufstellt (er hat sein bestes getan), und den chirurgischen Kollegen, denn sie schieben fürderhin die Schuld an ihrer Infektionsrate den Gremien zu, die ihnen die Einrichtung der Maximalforderungen (die Laminar-airflow-Kabine für jede Osteosynthese oder die Goretexkleidung für die Außenbandnaht) versagen. Weiterhin gedient ist mit Maximalforderungen den Herstellern; nur der *Sache* nicht.

Bei allen Diskussionen zu einzelnen Hygienemaßnahmen muß deswegen dringend deren jeweilige Relevanz im Auge behalten werden – die Frage, inwieweit für die jeweils diskutierte Maßnahme deren Effekt nachgewiesen ist und die Betrachtung der Umgebungsbedingungen, in denen diese Maßnahme wirken soll (die in einem Operationssaal im übrigen herrschende Disziplin, die Einhaltung der übrigen Hygienevorschriften, die Qualität der operativen Technik, der Vor- und Nachbehandlung usw.). Die Fort- und Höherentwicklung von Anforderungen an einzelne Hygienemaßnahmen ist so lange sinnlos und gefährlich, als in anderen Bereichen der Infektionsverhütung gravierende Defizite bestehen: Aus einem Vesper in einer Skihütte wird auch dann kein Galadiner, wenn der Wein von rechts anstatt von links eingeschenkt wird.

Literatur

1. Ayliffe GA, Noy MF, Babb JR, Davies JG, Jackson J (1983) A comparison of pre-operative bathing with chlorhexidine-detergent and non-medicated soap in the prevention of wound infection. J Hosp Infect 4: 237–244
2. BGA Berlin (1988) Richtlinie für die Erkennung, Verhütung und Bekämpfung von Krankenhausinfektionen. Fischer, Stuttgart/New York
3. Centers for Disease Control (1986) CDC guidelines for the prevention and control of nosocomial infections. Am J Infect Contr 14: 71–82

4. Cruse PJE, Foord R (1973) A 5-years prospective study of 23.649 wounds. Arch Surg 107: 206–210

5. Dillin L, Slabaugh P (1986) Delayed wound healing, infection and nonunion following open reduction and internal fixation of tibial platfound fractures. J Trauma 26: 1116–1119

6. George R (1980) Long-term analysis of cerebrospinal fluid shunt infections. J Neurosurg 51: 804–811

7. Gil-Egea MJ, Pi-Sunyer MT, Verdaguer A, Sanz F, Sitges-Serra A, Eleizegui LT (1987) Surgical wound infections: prospective study of 4468 clean wounds. Infect control Hosp Epidemiol 8: 277–280

8. Hansis M (1989) Wundinfektionen in der Unfallchirurgie. mhp, Wiesbaden

9. Hayek LJ, Emerson JM, Gardner AM (1987) A placebo-controlled trial if the effect of two preoperative baths or showers with chlorhexidine detergent on postoperative wound infection rates. J Hosp Infect 10: 165–172

10. Hoborn J (1981) Humans as dispersers of microorganism. Dissertation, Göteborg

11. Horn H, Machmerth R (1987) Verminderung der Keimabgabe des menschlichen Körpers durch Kleidungszuschnitt und Körperpflege des Chirurgen und seiner Helfer. Hyg Med 12: 205–210

12. Knapp U (1977) Ergebnisse bakteriologischer Untersuchungen von Operationswunden im konventionellen Operationsraum und in der Reinraumkabine. Langenbecks Arch Chir 345: 610

13. Knapp U (1981) Die Wunde. Thieme, Stuttgart/New York

14. Lidwell OM (1984) Eine britisch-skandinavische multizentrische Studie (MRC/DHSS) über „ultrareine" Luft und Infektionen nach totalen Hüft- und Kniegelenksersatzoperationen. Hyg Med 9: 13–18

15. Lidwell OM (1988) Air, antibiotics and sepsis in replacement joints. J Hosp Infect 11: 18–40

16. Mehta G, Prakash B, Karmoker S (1988) Computer assisted analysis of wound infection in neurosurgery. J Hosp Infect 11: 244–252

17. Moylan JA, Kennedy BV (1980) The importance of gown and drape barriers in the prevention of wound infection. Surg Gynecol Obstet 151: 465–470

18. Rotter ML, Larsen SO, Cooke EM et al. (1988) A comparison of the effects of preoperative whole-body bathing with detergent alone and with detergent containing chlorhexidine gluconate on the frequency of wound infections after clean surgery. J Hosp Infect 11: 310–320

19. Schneider R (1987) Die Totalprothese der Hüfte. Huber, Bern/Stuttgart/Toronto

20. Thomas G (1982) Luftkeimzahlmessungen als Indikator der Reinheit von Operationseinrichtungen. In: Hierholzer G, Ludolph E, Watermann F (Hrsg.) Hygieneanforderungen an Operationsabteilungen. Springer, Berlin/Heidelberg/New York, 31–46

21. Werner HP (1982) Der Hospitalismus als aktive und passive Gefahr für den Patienten. In: Hierholzer G, Ludolph E, Watermann F (Hrsg.) Hygieneanforderungen an Operationsabteilungen. Springer, Berlin/Heidelberg/New York, 19–25

22. Whyte W (1988) The role of clothing and drapes in the operating room. J Hosp Infect 11: 2–17

Desinfektion von Flächen und Räumen, Instrumenten und Geräten

K. Norpoth

Einleitung

Desinfektionsmaßnahmen im Krankenhaus dienen dem Ziel, die unmittelbare Umgebung des Kranken so weit von Krankheitserregern zu dekontaminieren, daß keine Infektionsgefahr mehr von ihr ausgeht. Dabei sind Keimreduktionen von 3–5 log anzustreben. Elementar, und doch immer wieder in Erinnerung zu rufen, sind 2 grundlegende Voraussetzungen erfolgreicher Desinfektion, nämlich ausreichende *Konzentration* des verwendeten *Wirkstoffs* und ausreichende *Einwirkzeit*. Daß unter gegensinniger Veränderung beider Faktoren gleiche Konzentrations-Zeit-Produkte erreicht werden können, gibt uns die Chance einer Navigation zwischen Skylla und Charybdis. Einerseits muß den praktischen Schwierigkeiten einer sachgerechten Desinfektion über hinreichend lange Zeit in der Klinik Rechnung getragen werden. Andererseits sind einer beliebigen Ernährung der Wirkstoffkonzentration nicht nur vom behandelten Material her, sondern v.a. im Hinblick auf toxische Effekte bei Patienten und Personal Grenzen gesetzt, die uns zur Zeit deutlicher und unangenehm bewußt werden.

Flächendesinfektion

Alles dies gilt in besonderer Weise für die *Flächendesinfektion*. Als ungezielte *generelle Fußbodendesinfektion* wird sie kontrovers beurteilt, da mit Reinigungsverfahren ähnliche Keimreduktionen erreicht werden können [6] und Fußböden als Quelle nosokomialer Infektionen i.allg. nur untergeordnete Bedeutung haben. Denn in der Regel kommt kein Kontakt zwischen infektionsgefährdeten Bereichen beim Patienten mit dem Fußboden und auch keine indirekte Übertragung zustande [2]. Hinzu kommt, daß ein begangener Fußboden nach etwa 1–3 h seine ursprüngliche Keimzahl wiedererlangt hat und Sporen nur teilweise abgetötet werden [6]. Andererseits werden durch bloße Reinigungsmaßnahmen gefährliche Krankheitserreger leicht über größere Flächen verteilt. Die Beibehaltung der Fußbodendesinfektion sollte v.a. für den Bereich aseptischer Operationsräume nicht in Frage gestellt werden [6]. Wie Isolier- bzw. Infektionsabteilungen, Ultrasterileinheiten und Räume, die mit infektiösem Material kontaminiert wurden, müssen sie planmäßig desinfiziert werden, und zwar unter Einbeziehung möglicher Kontaktstellen wie dort aufgestellter Geräte und Wände bis Kopfhöhe. Der auf Dauer erzielbare Effekt ist in *Abb. 1* dokumentiert. Es ist zu fordern, daß der verwendete Wirkstoff sowohl vegetative Keime, insbesondere Tuberkuloseerreger, als auch Pilze sicher

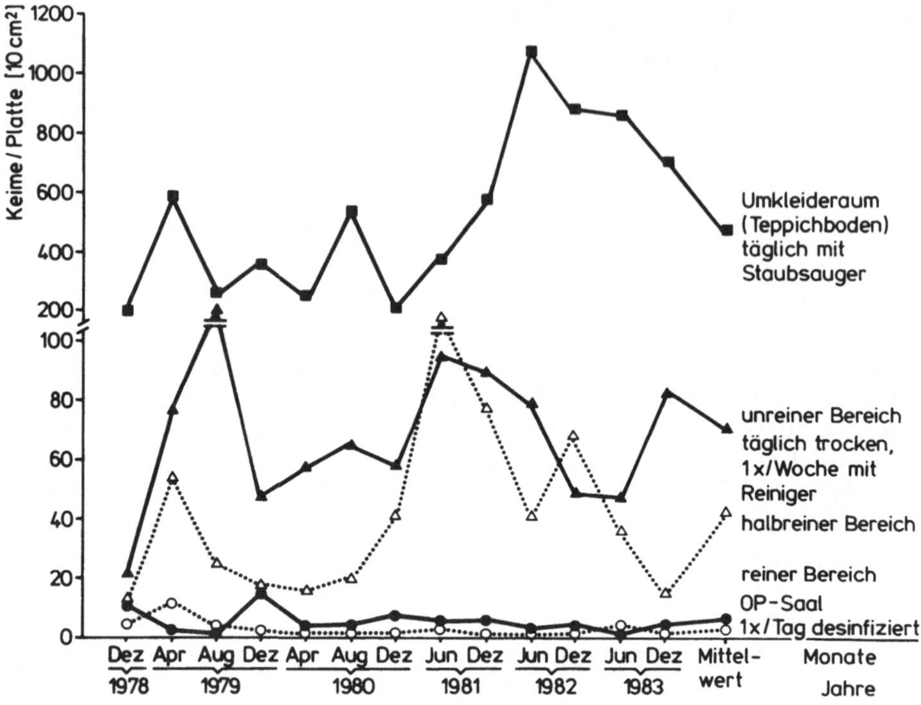

Abb. 1. Fußbodenkeimzahlen in verschiedenen Bereichen eines Operationstrakts während eines Zeitraums von 5 Jahren. (Nach [9])

abtötet und Hepatitis- und HIV-Viren sicher inaktiviert. In der Anlage 6.12 zur Richtlinie des BGA „für die Erkennung, Verhütung und Bekämpfung von Krankenhausinfektionen" heißt es dazu:

„Operationseinheiten: Täglich nach Betriebsende ist eine Desinfektion und Reinigung aller Flächen bis zu einer Höhe von ca. 2 m, sowie des gesamten Inventars durchzuführen. Zwischen zwei Operationen ist es notwendig, mindestens die Flächen im Arbeitsbereich um den OP-Tisch und die Verkehrswege im OP-Raum zu desinfizieren. In der Regel genügen hierfür Mittel und Verfahren aus der Liste der Deutschen Gesellschaft für Hygiene und Mikrobiologie (DGHM). Es empfiehlt sich, die für kurze Einwirkungszeiten vorgesehenen Konzentrationen anzuwenden. Nach septischen Operationen kann es notwendig sein, den Umfang der Desinfektionsmaßnahmen zu erhöhen."

Die verfügbaren Präparate, bzw. die in ihnen enthaltenen Wirkprinzipien, sind also der Liste der DGHM zu entnehmen. Gegenüber aldehydischen Mitteln haben sog. Sauerstoffabspalter den Nachteil, daß sie durch proteinhaltiges Material schnell inaktiviert werden. Auch möchte ich skeptisch beurteilen, ob sie toxikologisch weniger Probleme bereiten als Formaldehyd, nachdem kokanzerogene Eigenschaften bei einer Reihe organischer Peroxide [10] und sowohl mutagene [5] als auch teratogene [4] Wirkungen in Versuchen mit Peressigsäure nachgewiesen worden sind. Auf die zuverlässige Wirkung des Formaldehyds sollte nicht allein schon wegen der Verunsicherungen und Ängste verzichtet werden, die vielfach bei Patienten und Personal ausgelöst werden. Wenn nicht überzeugend gezeigt wird, daß ein anderes, weniger gesundheitsschädliches Prinzip gleiche Vorteile bietet, sollten wir die Möglichkeiten ausschöpfen, die uns nach der Herabsetzung der Grenzwerte für Formaldehyd durch die Senatskommission der Deutschen Forschungsgemeinschaft zur Prüfung gesundheitsschädlicher Arbeitsstoffe und dem Bundesgesundheitsamt (BGA) geblieben sind. Unsere eigenen Erfahrungen mit Umgebungsuntersuchungen in einer größeren Zahl von Kliniken zeigen, daß bei konsequenter Anwendung dieses Wirkstoffs Keime wie Escherichia coli und Staphylococcus aureus über längere Jahre praktisch nicht mehr nachzuweisen sind. Im Gegensatz zur Liste der DGHM gelten die Angaben in der entsprechenden Liste des BGA nicht für die routinemäßige und prophylaktische Flächendesinfektion, sondern für *gezielte* Maßnahmen namentlich bei erheblich kontaminierten Oberflächen und bei Desinfektionsmaßnahmen nach den Vorschriften des Bundesseuchengesetzes. Daraus erklären sich die deutlich höheren Werte für Wirkstoffkonzentrationen und Einwirkungszeiten. Es ist sinnvoll, nach diesen Überlegungen Dreistufenpläne zugrunde zu legen, nämlich die Routinedesinfektion von der nächsthöheren Stufe der Desinfektion aus gegebenem Anlaß, und von der höchsten Stufe der Desinfektion nach dem Bundesseuchengesetz abzugrenzen.

Mit Blick auf die Praxis soll noch betont werden, daß es natürlich nicht genügt, die zu desinfizierende Fläche mit dem Desinfektionsmittel zu benetzen oder zu besprühen. Nur durch sorgfältiges Abreiben der Kontaminationen unter „Scheuern" können die Erreger – wie es erforderlich ist – in der Desinfektionslösung dispergiert werden. Die Reinigungsleistung der einzelnen Desinfektionsreinigungsmittel [3] sollte vielleicht in Zukunft bei ihrer Prüfung stärker berücksichtigt werden. Im übrigen stellen Überprüfungen der Desinfektionspraxis immer wieder Defizite in der Anwendung ausreichend konzentrierter Lösungen heraus [6].

Raumdesinfektion

Zur Frage der Raumdesinfektion durch Verdampfen oder Vernebeln eines Desinfektionsmittels sagt der zitierte Passus der BGA-Stellungnahme lapidar, sie sei in Operationseinheiten routinemäßig nicht erforderlich. Implizit ist damit zum Ausdruck gebracht, daß sie nach dem Bundesseuchengesetz erforderlich werden kann. Hier sollte v.a. an Kontaminationen durch Material mit Tuberkulose-, Milzbrand- oder Ornithoseerregern gedacht werden, analog zur Schlußdesinfektion unter Beteiligung bzw. auf Anordnung des Amtsarztes. Ziel ist immer die umfassende und gleichzeitige Desinfektion aller in einem umschlossenen Raum befindlichen Oberflächen. Als einziges wirksames Mittel ist Formaldehyd anerkannt. Der Raumdesinfektion durch Formaldehyddämpfe sollte immer eine Scheuerdesinfektion vorausgehen. Nach Behandlungen HIV-Infizierter ist eine solche Scheuerdesinfektion ausreichend [1].

Instrumentendesinfektion

Bei der *Instrumentendesinfektion* verdienen generell *thermische* Verfahren den Vorzug vor *chemischen*, weshalb bei der Beschaffung *hitzeunempfindliche* Instrumente bevorzugt werden sollen. Die Entwicklung *automatischer Desinfektions- und Reinigungsmaschinen*, die relativ konstant mit guter Effizienz desinfizieren, ist ein zusätzliches Argument dafür. Aber auch die chemische Desinfektion hat von der technischen Entwicklung profitiert. Ein Beispiel dafür sind Fiberendoskope. Ihre zunehmende Verwendung hat die apparative Desinfektion, die der manuellen an Wirksamkeit überlegen ist, wirtschaftlich interessant gemacht. Wegen der häufigen Blutreste sind Wirkstoffe erforderlich, die durch organische Verunreinigungen nicht inaktiviert werden. Dies gilt wiederum in hohem Maße für Formaldehyd. Spicher u. Peters vom BGA [8] heben in diesem Zusammenhang hervor, allein schon wegen seiner besonderen Eignung für dieses Anwendungsgebiet wäre es nicht zu verantworten, auf Formaldehyd zu verzichten [9]. Im übrigen kann nicht nachdrücklich genug auf die Gefahr der Erregerübertragung durch Endoskope hingewiesen werden. Alte Fabrikate, die sich nicht apparativ desinfizieren lassen, sind auf Dauer nicht mehr zu tolerieren. Ein ungelöstes Problem ist die Angabe verbindlicher Standzeiten für Desinfektionslösungen zur Instrumentendesinfektion. Vorschriften dazu sind in Kürze zu erwarten.

Nach Operationen sind Instrumente und wiederverwendbare Materialien entweder im Ausleitungsraum chemisch oder thermisch zu desinfizieren oder in geschlossenen Behältnissen (evtl. über einen Entsorgungsraum) zur Aufbereitung zu transportieren. Für Materialien, die weder thermische noch chemische Desinfektionsmaßnahmen vertragen, bleibt die Möglichkeit der Gassterilisation.

Der Umgang mit dem krebserzeugenden Arbeitsstoff Ethylenoxid erfordert spezielle Fachkenntnisse, z.B. über die Zeitverhältnisse des Ausgasens aus den Materialien nach der Sterilisation. Aus vielen amerikanischen Untersuchungen ist bekannt, wie sehr die Raumluftkonzentrationen von der Sorgfalt des Bedienungspersonals abhängen. Bei uns sind Einstellungsuntersuchungen sowie alle 5 Jahre Überwachungsuntersuchungen neben Messuntersuchungen zur Frage der Einhaltung der Technischen Richtkonzentration (TRK-Wert) vorgeschrieben. Eine exakte Auskunft über das individuelle Risiko liefern jedoch nur Maßnahmen des Biological Monitoring. Aktuell werden dürfte schon bald die Bestimmung der am roten Blutfarbstoff gebildeten Addukte. Das Verfahren ist theoretisch so gut fundiert, daß aus den Meßdaten unmittelbar auf Bestrahlungsäquivalente (sog. rad-Äquivalente) umgerechnet werden kann.

Formaldehydluftkonzentration bei der Flächendesinfektion

Untersuchungen zur Formaldehydflächendesinfektion haben ergeben, daß eine Überschreitung der neuen Grenzwerte nicht unvermeidbar ist [7].

Wir analysierten die Luftkonzentrationen bei Personal und Patienten im Zusammenhang mit der Anwendung von 2 unterschiedlichen Verfahren:

1. Ein-Eimer-Mop-(EEM-)Verfahren,
2. Floordress-(FD-)Verfahren (= Rasant-System).

Insgesamt wurden in einem HNO-Operationssaal 13 Messungen nach dem EEM-Verfahren und 5 Messungen während der Reinigung mit dem Rasant-System durchgeführt, auf 2 Stationen jeweils 6 Messungen nach beiden Reinigungsverfahren. Die Mittelwerte und Standardabweichungen der Meßergebnisse sind in *Tabelle 1* angegeben.

Tabelle 1. Mittelwerte und Standardabweichungen der gemessenen Formaldehydluftkonzentrationen

	Ein-Eimer-Mop-Verfahren		Floordress-Verfahren	
HNO-Operationssaal	n =	13	n =	5
	x =	0.31 ppm	x =	0.17 ppm
	s = ±	0.05 ppm	s = ±	0.04 ppm
Station C_1	n =	6	n =	6
	x =	0.27 ppm	x =	0.16 ppm
	s = ±	0.06 ppm	s = ±	0.04 ppm
Station $F_{5/6}$	n =	6	n =	6
	x =	0.26 ppm	x =	0.16 ppm
	s = ±	0.07 ppm	s = ±	0.03 ppm

In keinem Fall wird das Niveau des MAK-Wertes für Formaldehyd von 0,5 ppm erreicht oder gar überschritten. Jedoch bleibt in allen Fällen die Formaldehydluftbelastung während der Reinigung mit dem Rasant-System signifikant niedriger als beim Arbeiten nach dem EEM-Verfahren ($p < 0,01$) (Abb. 2). Diese Ergebnisse stehen in Einklang mit dem geringeren Versuch an Reinigungslösung beim Rasant-System (Abb. 3). Im Mittel werden auf den untersuchten Krankenstationen beim EEM-Verfahren 26,27 ml/m^2, beim Rasant-System jedoch 19,39 ml/m$_2$ verbraucht.

Bei stationären Messungen in Krankenzimmern wurden 2 Meßreihen mit unterschiedlicher Fragestellung durchgeführt:

1. Tagesmessungen in Zeitintervallen von ca. 1–1,5 h (Abb. 4 a–c),
2. Tagesmessungen von je 5 h Gesamtdauer (Abb. 5).

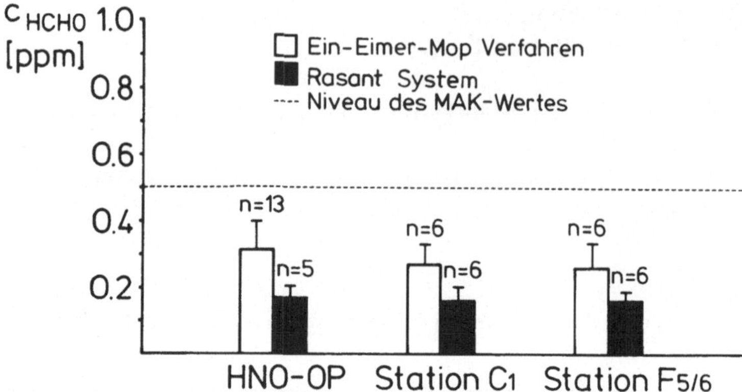

Abb. 2. Personal Air Sampling Reinigungspersonal. Luftkonzentration von Formaldehyd (HCHO) während der Reinigung (Dauer ca. 70 min)

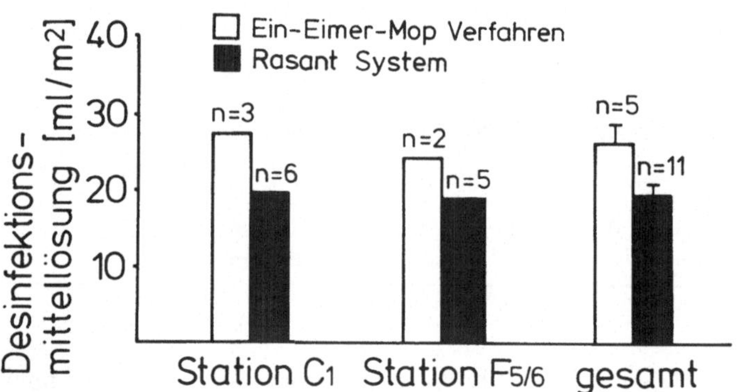

Abb. 3. Desinfektionsmittelverbrauch während der Reinigung auf Station C₁ und F₅/₆

Die Messungen in Zeitintervallen von 1–1,5 h sollten den Verlauf der Formaldehydkonzentration in der Raumluft im Laufe des Tages erfassen. Die erste Messung erfolgte jeweils vor der Reinigung der Zimmer. Das zweite Meßintervall schloß stets die Reinigung ein. Die nachfolgenden Intervalle deckten die Abklingphase ab. Die Gesamtdauer der Messungen betrug jeweils 8 h.

Vor der Reinigung (Zeitintervall von 8.00–9.10 Uhr) lag die Formaldehydkonzentration in den Krankenzimmern bei 0,05–0,07 ppm. Werte in diesem Bereich wurden in allen Meßintervallen den ganzen Tag über gemessen, wenn die Zimmer nicht mit einer 0,5 %igen Incidinlösung desinfiziert, sondern mit einem Mop und klarem Wasser geputzt wurden. Man kann hier also den Grundpegel der Formaldehydbelastung ansetzen.

Im Zeitintervall von 9.10–10.10 Uhr fand jeweils die Reinigung der Krankenzimmer statt. Erwartungsgemäß wurden hier die höchsten Werte gemessen. Die mittleren Konzentrationen in diesem Intervall liegen beim EEM-Verfahren bei 0,4

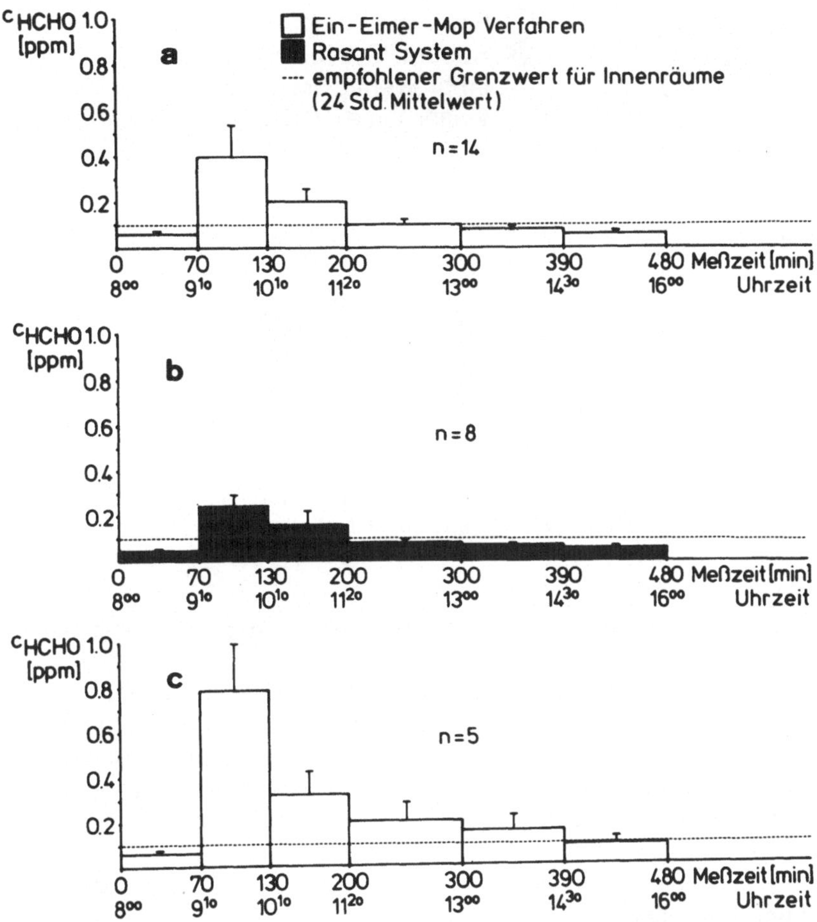

Abb. 4. a–c Formaldehydkonzentration in der Raumluft von Patientenzimmern auf den Stationen C_1 und $F_{5/6}$. Stationäre Messungen in Zeitintervallen von 1–1,5 h im Tagesverlauf. Die Reinigung erfolgte stets im Intervall zwischen 9.10 und 10.10 Uhr. **a** Ein-Eimer-Mop-Verfahren mit Lüftung, **b** Floordress-Verfahren mit Lüftung, **c** Ein-Eimer-Mop-Verfahren ohne Lüftung

ppm, beim Floordress-Verfahren bei 0,25 ppm. Die Werte überschreiten den MAK-Wert nur dann deutlich, wenn nicht gelüftet wird (Abb. 4c). Beim Floordress-Verfahren unterschreitet der Mittelwert schon nach 2 h wieder den vom Bundesgesundheitsamt empfohlenen Grenzwert für Innenräume von 0,1 ppm. Nach ca. 5 h wird bei beiden Reinigungsverfahren der Grundpegel erreicht. Nur ohne Belüftung dauert die Abklingphase länger.

Die Messungen in den Krankenzimmern von 5 h Dauer inklusive Reinigung sollten den exakten Vergleich der beiden Reinigungsverfahren in bezug auf die Luftbelastung mit Formaldehyd erlauben. Alle Mittelwerte liegen zwischen 0,1

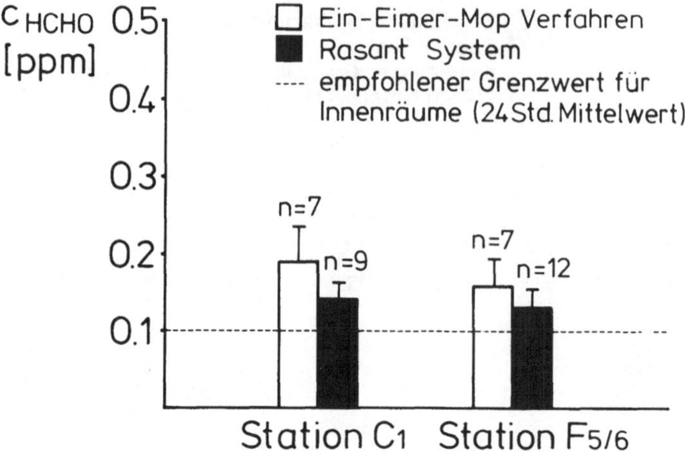

Abb. 5. Formaldehydkonzentration in der Raumluft von Patientenzimmern. Stationäre Messungen über 5 h inklusive Reinigung und Abklingphase

und 0,2 ppm (Abb. 5). Beim Floordress-Verfahren liegen die Werte signifikant niedriger als beim EEM-Verfahren.

Die Untersuchungen zeigen, daß bei sorgfältiger Unterweisung des Personals, unter Ausnutzung der technischen Möglichkeiten (z.B. Lüftung) und der Wahl eines geeigneten Desinfektionsverfahrens (hier: Rasant-System) die Exposition des Personals und der Patienten gegenüber Formaldehyd in der Atemluft deutlich verringert werden kann.

Zusammenfassung

Mit den Möglichkeiten, die uns die verfügbaren Desinfektionsmittel und -verfahren an die Hand geben, ist es gelungen, Infektionsgefahren, die von Flächen, Räumen, Instrumenten und Geräten in der Klinik ausgehen, so zu senken, daß sie gegenüber den Gefahren der Erregerübertragung durch den Menschen deutlich geringer zu bewerten sind. Diese allgemeine Aussage kann schnell zur Fehleinschätzung werden, wenn aus Unkenntnis oder Leichtfertigkeit gegen die Regeln der Desinfektionspraxis verstoßen wird. Sachkunde und Kontinuität sind insbesondere erforderlich, um den bestehenden Vorschriften zum Schutz der Patienten und des Personals vor toxischen Einflüssen der verwendeten Prinzipien nachzukommen.

Literatur

1. Exner M, Krizek L, Hoffmann P, Vogel F (1987) Hygienische Maßnahmen zur Verhütung der Übertragung von HIV (LAV/HTLV III) im Krankenhaus. Öff Gesundh-Wesen *49:* 634–638
2. Flamm H, Rotter M, Koller W, Wewelka G (1983) Desinfektion. In: Thofern E, Botzenhart K (Hrsg) Hygiene und Infektionen im Krankenhaus. Fischer, Stuttgart New York 167–197
3. Hachmann K (1988) Vergleichende Untersuchungen zur Reinigungswirkung von Desinfektionsmitteln. Manuskriptverfassung eines Vortrages gehalten auf dem Concept-Symposium 27. u. 28. September 1988 Frankfurt/M
4. Koch S, Kramer A, Adrian V, Weuffen W (1985) Influence of Wofasteril[R] in the gaseous phase on the embryonal and fetal development of the ICR-mice. Poster 13th Conference of European Teratology Sciety Rostock-Warnemünde, GRD, 16.–20.09.1985
5. Koch S, Kramer A, Stein J, Adrian V, Weuffen W (1989) Mutagenitätsprüfung im Spermakopf-Test/Maus und mutagene Potenz von 2 Desinfektionsmitteln auf Basis von Peressigsäure bzw. Phenolen. Zentralbl Hyg *188:* 391–403
6. Müller HE (1984) Alte und neue Probleme der Flächendesinfektion im Krankenhaus. Dtsch Med Wochenschr *44:* 1696–1700
7. Reinhard W, Verkoyen C, Norpoth K (1989) Formaldehyd-Monitoring in der Raumluft während der Reinigung und Desinfektion von Operationssälen und Krankenstationen. Hyg Med 10: 1–5
8. Spicher G, Peters J (1987) Kommentar zu den Empfehlungen des Bundesgesundheitsamtes zur Durchführung der Desinfektion. Bundesgesundheitsblatt *30:* 265–273
9. Suzuki A, Namba Y, Matsuura M, Horisawa A (1984) Bacterial contamination of floors and other surfaces in operating rooms: a five-year survey. J Hyg Camb *93:* 559–566
10. Watts P (1985) Peroxides, genes and cancer. Food Chem Toxicol *23:* 957–960

Zusammenfassung der Diskussion

S. Hierholzer

Infektionskontrolle

Die einzelnen pathogenetischen Faktoren für die Ausbildung einer postoperativen Infektion haben unterschiedliche Gewichtigkeiten. Hierzu wird neben der traumatischen und iatrogenen bakteriellen Kontamination insbesondere dem Gewebetrauma durch den Operateur eine große Bedeutung zugeschrieben (Hansis, Beck, Hierholzer).

Es wird betont, daß die Dauer einer Operation sowohl ein Indikator für den Schweregrad dieser Operation ist als auch für den Gewebetraumatisierungsgrad durch den Operateur (Hansis). Mit Recht wird auf die Erfahrung hingewiesen, daß der geschickte Operateur kleinere Wundinfektionsraten aufweist als der weniger geschickte. Dabei erleichtert die Kenntnis der Anatomie der Gewebestrukturen, der Schnittführung und Zugangswege ein gewebeschonendes Operieren, das günstige Bedingungen für die Gewebereparation schafft. Man hat inzwischen die Bedeutung des Periosts in diesem Zusammenhang erkannt und verzichtet daher teilweise auf die anatomische Reposition (Hierholzer). Ebenso müssen die pathophysiologischen Auswirkungen der Blutsperre berücksichtigt werden, wobei die *Blutleere* wohl kaum noch eine Indikation hat. Hierbei gilt die Handchirurgie als Ausnahme (Rudolph). Die Frage nach dem Zusammenhang von Blutsperre/-leere und erhöhter Infektionsrate wird mit theoretischen Überlegungen beantwortet: Bei der Blutsperre bleibt diesem Bereich noch ein Reservoir an Sauerstoffträgern sowie zellulären und humoralen Faktoren der Infektabwehr. Deswegen ist die 2-h-Grenze von Wichtigkeit. Allerdings sind Studien zu diesen theoretischen Überlegungen nicht bekannt (Hierholzer, Hansis).

Die Dauer der Operation ist ebenso ein Maß für den bakteriellen Kontaminationsgrad über die bekannten Infektionswege – nämlich durch Personal- oder Gerätekontakt oder über die Umgebungsluft. Die Qualität der letzteren hängt auch ab von der Raumlufttechnik. Übertroffen wird aber jede Raumlufttechnik durch die im Operationssaal herrschende Personaldisziplin und die Bewegungsaktivitäten, die zu Luftturbulenzen mit Aufwirbelung keimtragender Partikel führen (Beck). Im übrigen kann eine hohe Bewegungsaktivität auch eine Hektik widerspiegeln, die vom Operateur durch mangelnde Erfahrung oder Disziplin ausgeht und sich dann auch auf die Operationstechnik wieder auswirkt.

Angesichts der multifaktoriellen Ursachen für die postoperative Infektion wird die pauschale Angabe von Infektionsquoten beklagt. Viel bedeutungsvoller wäre die Durchführung einer sicher sehr aufwendigen multizentrischen Studie unter Einbeziehung der für die postoperative Infektionsrate wichtigen Teilfaktoren (z.B.

Wundinfektionsrisikotyp, Implantat). Damit wären für die verschiedenen Operationsarten die Infektionsraten mit den entsprechenden Keimspektren zu erarbeiten (Werner). Die Kenntnis des retrospektiv ermittelten Keim- und Resistenzspektrums nach postoperativen Wundinfektionen ist aber allein schon wegen der notwendigen Therapie von Wichtigkeit (Beck). Im übrigen existiert die Empfehlung des Bundesgesundheitsamts, Krankenhausinfektionen zu analysieren und zu dokumentieren. Zumindest in Nordrhein-Westfalen gilt diese Aussage als Rechtsvorschrift. In jedem Falle ist der didaktische Wert der hauseigenen Infektionsstatistik zur Infektionskontrolle nicht zu unterschätzen: Jeder Operateur wird in regelmäßigen Zeitabständen mit der Zahl der von ihm verursachten Infektionen konfrontiert (Weller, Beck, Rudolph).

Hautdesinfektion

Die von einer unabhängigen Desinfektionsmittelkommission nach den „Richtlinien für die Prüfung chemischer Desinfektionsmittel" geprüften und als wirksam befundenen Desinfektionsverfahren sind in der VII. Liste (einschließlich Nachtrag, Stand 30.4.1989) von der Deutschen Gesellschaft für Hygiene und Mikrobiologie (DGHM) niedergelegt. Sie ist entsprechend den Erfordernissen der Praxis in 4 Abschnitte unterteilt: Hände-, Flächen-, Instrumenten-, Wäschedesinfektion. Dabei wird für die chirurgische Händedesinfektion von einer Einwirkzeit des Desinfektionsmitels von 5 min und bei der hygienischen Händedesinfektion in der Regel von 0,5 min ohne Wasserverdünnung ausgegangen (Heeg). Zu Beginn des Operationsprogramms wird eine 5minütige Händewaschung vorgeschaltet (Hierholzer, Rudolph). Bei der Prüfung der Desinfektionsmittel wurde als Maßstab für die Bewertung eines Verfahrens zur chirurgischen Händedesinfektion eine Keimreduzierung um 5-log-10-Einheiten zugrunde gelegt. Als Bezugssubstanz wird 70 %iges Iso-Propanol für 5 min angegeben (Heeg).

Die für die chirurgische bzw. hygienische Händedesinfektion verwendeten Desinfektionsmittel werden auch zur Desinfektion des Operationsfeldes empfohlen. Hierbei ist in Betracht zu ziehen, daß die Zeiten zur Hautdesinfektion für unterschiedliche Lokalisationen variieren. Sie betragen z.B. für den Unterschenkel oder für den Oberarm 0,5 min, an der Stirn aber etwa 10 min (Heeg).

Einwegabdeckmaterial und OP-Kittel

Einwegabdeckmaterial und OP-Kittel aus beschichtetem Material bieten den Vorteil der Feuchtigkeitsdichte. Zusätzlich werden die von Baumwollstoffen abgescheuerten Partikel (Staub), die über die keimtragenden Partikel zur Erhöhung der Luftkeimzahl beitragen, vermindert. Damit wächst die Sicherheit hinsichtlich der Sterilität (Werner). Die möglichen organisatorischen und ökologischen Entsorgungsprobleme (Weller, Hansis) seien regelbar: Ein Umweltproblem ergebe sich für die Entsorgung von beschichtetem Einwegmaterial ausdrücklich nicht (Werner, Probst). Vielmehr müsse man der Sicherheit Rechnung tragen. Es gebe ausreichend

Studien über den Ursprung von Bakterien im Operationssaal: Nämlich Personal, Patienten und darüber hinaus sekundär partikelgebundene Keime in der Luft. Das Aufwirbeln von Keimen und damit die Möglichkeit der Wundkontamination kann eingeschränkt werden, wenn dichtes – also beschichtetes Abdeck- und Kittelmaterial verwendet wird. Außerdem hat jede anspruchsvolle Raumlufttechnik nur dann einen Sinn, wenn sie kombiniert wird mit allen anderen Maßnahmen zur Reduzierung der Partikelzahl und damit der Luftkeimzahl im Operationssaal (Werner). Dem beklagten Umstand, es gebe keine Studien, die schlüssig die Senkung von Infektionsraten bei Verwendung von Einmalabdeckmaterial zeigen (Hansis), wird mit einem Vergleich widersprochen: Niemand prüft die Funktion eines Sterilisators an Hand der Infektionsrate, sondern es wird das geprüft, was der Sterilisator kann (Werner).

Flächendesinfektion

Die in der VII. Liste der DGHM enthaltenen Angaben über Konzentrationen und Einwirkzeiten der Substanzen zur Flächendesinfektion gewährleisten eine sichere Desinfektion von Flächen am Ende eines Operationsprogramms (Norpoth). Zur Desinfektion zwischen 2 Operationen hat sich eine Mehrstufenstrategie bewährt: Es wird eine Wischdesinfektion mit Substanzen in den Konzentrationen durchgeführt, die für eine 1-h-Einwirkzeit in der Liste der DGHM angegeben sind, es besteht keine Ruhezeit. Fällt in diesem Programm eine septische Operation an, also eine Operation, in der nosokomiale Erreger freigesetzt werden, wird mit dem gleichen Desinfektionsmittel desinfiziert, und der Operationssaal bleibt 1 h geschlossen, bevor die nächste Operation beginnt. Die dritte Stufe der Strategie tritt dann in Kraft, wenn eine Operation an einem Patienten mit einer meldepflichtigen Infektionskrankheit durchgeführt werden muß – also z.B. ein Patient mit einer Hepatitis; hier wird ein Desinfektionsmittel in der Konzentration und der Einwirkungszeit eingesetzt, die dem Bundesseuchengesetz bzw. der Liste des Bundesgesundheitsamtes entspricht; in der Regel beträgt die Wartezeit hier 4 h (Heeg). Wenn es zu erheblicher Blut-Eiter-Kontamination auf Flächen gekommen ist, wird die normale Reinigungsdesinfektion *nach* Entfernung der Verschmutzung mit einem desinfizierten Lappen erfolgen. Für diese Zwecke, also für den Fall einer Vorreinigung, gelten die in der Liste der DGHM aufgelisteten Desinfektionsmittelkonzentrationen mit kürzeren Einwirkzeiten von 15 bzw. 30 min. Allerdings sind dies die Ergebnisse von Prüfungen unter theoretischen bzw. experimentellen Bedingungen (Werner).

Im übrigen gibt es einen allgemeinen Konsens darüber, daß Operationssäle flächendesinfiziert werden mit Substanzen in den angegebenen Konzentrationen und den Einwirkzeiten nach der vorgenannten 3-Stufen-Strategie. Die Scheuerdesinfektion ist auch durch die Sprühdesinfektion nicht zu ersetzen, so daß es hierfür praktisch keine Indikation gibt (Norpoth).

Die alleinige Reinigung mit seifigen Lösungen reicht im Operationssaal nicht, da von den Flächen durch das Personal Keime aufgewirbelt werden, die dann die Umgebungsluft im Bereich der Operation zusätzlich belasten. Auch im stationären

Bereich ist die Wisch-Scheuer-Desinfektion durchzuführen, da ansonsten Keime unnötig von Bereich zu Bereich verbreitet werden und sich möglicherweise noch vermehren (Werner).

Die derzeitige Diskussion um zulässige Höchstkonzentrationen von Formaldehyd bei der Desinfektion in der Umgebungsluft hat zur Entwicklung von Desinfektionsmitteln geführt, die als Sauerstoffabspalter desinfizierend wirken. Sie sind zwar aus toxikologischer Sicht (Toxizität, Kanzerogenität, Mutagenität) günstiger, ihre desinfizierende Wirksamkeit wird jedoch durch kleinste Mengen organischer Substanzen inaktiviert (Werner). Daher wird nach wie vor Formaldehyd (Aldehyde) wegen seiner zuverlässigen Wirkung empfohlen. Umgebungsluftmessungen zeigen auch – insbesondere unter Klimatisierungsbedingungen – Konzentrationen, die *unter* der zulässigen Höchstgrenze liegen (Werner).

II. Betrieblich-organisatorische Maßnahmen zur Infektionskontrolle

Unfallverhütungsvorschrift der Berufsgenossenschaft und Richtlinie des Bundesgesundheitsamtes

D. Beyer

Einleitung

Es gibt in Deutschland keine allgemeinen Rechtsvorschriften, die hygienische Maßnahmen im Detail festlegen. Einige Grundforderungen sind durch die Unfallverhütungsvorschrift festgelegt, für Detailregelungen finden sich Empfehlungen in der Richtlinie des Bundesgesundheitsamtes (BGA) mit ihren Anlagen. Im folgenden wird eingegangen auf die sachlichen Inhalte und die Verbindlichkeit der Unfallverhütungsvorschrift „Gesundheitsdienst" (VBG 103) und der „Richtlinie für die Erkennung, Verhütung und Bekämpfung von Krankenhausinfektionen" des BGA mit ihrer Anlage zu Ziffer 4.3.3. „Anforderungen der Hygiene an die funktionelle und bauliche Gestaltung von Operationsabteilungen" [3, 4, 6].

Vorschriften, Richtlinien, Rechtsvorschriften

Unfallverhütungsvorschrift (UVV) und Richtlinie des BGA unterscheiden sich wesentlich in Zielsetzung und Verbindlichkeit.

UVV sind Vorschriften, die die Berufsgenossenschaften zum Schutz ihrer Versicherten, Ärzte und Schwestern, erlassen, verbindlich für Mitglieder und Versicherte. Für die tägliche Arbeit, auch die des operativ tätigen Arztes, ist die UVV „Allgemeine Vorschriften" (VBG 1) [1] wichtiger als die UVV „Gesundheitsdienst"; sie enthält allgemein gefaßte Grundforderungen über Organisatorisches zur Vermeidung von Arbeitsunfällen und Berufskrankheiten. Konkrete Aussagen über Hygiene enthält aber nur die VBG 103 [2].

Die Richtlinie des BGA dient hauptsächlich dem Schutz des Patienten. Sie ist keine Vorschrift, sondern Empfehlung. Sie enthält neben wissenschaftlich belegbaren Erkenntnissen auch Aussagen, die auf persönlicher Erfahrung beruhen, manche sind auch Postulate, die weder bewiesen noch widerlegt werden können.

Sie erhält ihr Gewicht dadurch, daß ein großer Kreis von Hygienikern zusammen mit Ärzten aus dem jeweiligen Fachgebiet und einigen anderen Fachleuten zu einer einheitlichen Auffassung gekommen ist und seine Empfehlung von einer Bundesbehörde veröffentlicht wird. Solange es keine anderen, von einer einschlägigen Institution veröffentlichten Aussagen dieser Art gibt, muß sie als der gegenwärtige Stand der Erkenntnisse angesehen werden.

Außerdem kann in Rechtsvorschriften der Bundesländer festgelegt werden, daß die Richtlinie anzuwenden ist. UVV und Richtlinie sind aufeinander abgestimmt; erreicht wird dies durch berufsgenossenschaftliche Mitarbeit in der Kommission des BGA und Mitarbeit von Kommissionsvertretern im berufsgenossenschaftlichen Fachausschuß, der den Entwurf der UVV oder ihrer Änderungen aufstellt. Eine solche Zusammenarbeit gibt es für die Anforderungen für die Zulassung von Krankenhäusern zum Verletzungsartenverfahren nicht.

Unfallverhütungsvorschriften der Berufsgenossenschaft

Die UVV enthält keine Forderung an die Arbeitsweise des operierenden Arztes. Sie enthält vorwiegend Festlegungen für die Ausstattung der Räume, in denen er arbeitet, und die Beschaffenheit der Hilfsmittel, die er benutzt; sie fordert aber auch, daß Hilfskräfte nur unter fachlicher Aufsicht arbeiten, und daß jeder, der untersucht, behandelt, pflegt, Laborarbeiten durchführt oder desinfiziert, arbeitsmedizinisch überwacht wird und daß ihm erforderlichenfalls die Impfung ermöglicht wird.

Sie verlangt außerdem, wie die Medizingeräteverordnung auch, daß medizinische Geräte nur bedienen darf, wer darin unterwiesen ist.

Folgende Ausstattung ist vorgeschrieben:

1. Leicht erreichbare Händewaschplätze, ausgestattet mit:

   fließend warmem und kaltem Wasser,
   Waschmitteln,
   Händedesinfektionsmitteln,
   Hautpflegemitteln,
   jeweils in Direktspendern,
   Einmalhandtüchern.
   Wann Hände zu waschen oder zu desinfizieren sind, sagt die UVV nicht.
2. Wasserhähne im Operationstrakt, die nicht mit der Hand bedient werden müssen.
3. Schutzkleidung. Wann und wo welche Schutzkleidung zu tragen ist, steht nicht in dieser UVV. Die UVV „Allgemeine Vorschriften" verlangt, daß das Haus dies nach allgemein anerkannten Regeln selbst festlegt, und sie schreibt vor, daß die Beschäftigten solche Anweisungen einhalten.
4. Einen schriftlich festgelegten Hygieneplan. Der Inhalt ist vom Haus selbst festzulegen, die UVV verlangt nur, daß der Plan geschrieben (oder auch gedruckt) vorliegt und durchgeführt wird.
5. Flüssigkeitsdichten Fußboden, feucht zu reinigende Wände, beides desinfizierbar.
6. Geräte mit desinfizierbaren Oberflächen.

Außerdem gibt es einige wenige Anweisungen für das Verhalten:

– Staubbindende Reinigungsverfahren einsetzen,
– benutzte Instrumente erst desinfizieren, dann reinigen, wenn man sich dabei verletzen kann,

– spitze, scharfe und zerbrechliche Gegenstände nur sicher umschlossen in den
  Müll geben
– an Händen und Unterarmen keinen Schmuck, keine Uhren, keine Eheringe
  tragen,
– im Arbeitsbereich nicht essen, trinken, rauchen.

Die UVV läßt also dem Krankenhausträger und dem Arzt fast alle Freiheiten.
Andererseits kann man mit der UVV allein keinen hygienisch einwandfreien
Operationsbetrieb erreichen. Dafür braucht man mehr. Und etwas mehr findet man
beim BGA.

Richtlinien des Bundesgesundheitsamtes

Die als „Richtlinien für die Erkennung, Verhütung und Bekämpfung von Krankenhausinfektionen" herausgegebenen Empfehlungen sind zweistufig aufgebaut. Das
Grundwerk wurde 1974/75 erarbeitet und 1976 veröffentlicht.

Es enthält eine Definition der Krankenhausinfektion, Hinweise auf Rechtsgrundlagen und Aussagen zu funktionell-baulichen Maßnahmen einerseits und
betrieblich-organisatorischen Maßnahmen andererseits, sowie Ausführungen zu
hygienischen Maßnahmen in Versorgungs- und technischen Bereichen, schließlich
Hinweise zur Durchführung der Sterilisation und Desinfektion.

Zu vielen dieser Grundaussagen gibt es „Anlagen", die nähere Angaben machen.
1977 erschien die Anlage über die Weiterbildung zur Hygienefrachkraft. 1979
erschienen Anlagen zur funktionell-baulichen Gestaltung von Operationsabteilungen, Intensivtherapie-, Dialyse- und Infektionseinheiten, von Einrichtungen zur
Bettenaufbereitung, von Wäschereien und Transportanlagen.

Ebenfalls 1979 erschienen die Anlagen zu den betrieblich-organisatorischen
Themen „Hygienebeauftragte" und „Durchführung der Sterilisation".

Inzwischen sind über 40 dieser Anlagen zu funktionell-baulichen und betrieblich-organisatorischen Themen veröffentlicht, 1989 erschienen die Anlagen über
die Prosektur/Pathologie und über den Krankentransport.

Die Anlage über Operationsabteilungen wird zur Zeit überarbeitet, weitere sind
in Vorbereitung.

Die 1979 veröffentlichte Fassung der Anlage über Operationsabteilungen ging
„von der Konzeption der Trennung von septischen und aseptischen Operationsabteilungen aus, weil diese Lösungen den höchsten Grad der Sicherheit für Patienten
und Personal bietet" (Erläuterung zur Anwendung der Richtlinie 1981, [5]).

Die kommende Fassung soll mehr als die bisherige auf betrieblich-organisatorische Maßnahmen, wie Operationspläne, setzen und nur noch eine besondere
Operationseinheit für septische Operationen fordern, die auch innerhalb der Operationsabteilung liegen kann. In diesem Punkt wird sie sich von den bestehenden
Anforderungen für die Zulassung von §-6-Krankenhäusern unterscheiden. Es wäre
wünschenswert, hier eine Angleichung zu erreichen, sowohl für die Entscheidun-
gen bei der Planung eines Krankenhauses als auch aus wirtschaftlichen Gesichts-

punkten. Wie dies in konkreten Fällen aussehen kann, wird im Beitrag von F. Labryga S.129–136 dargestellt.

Schlußfolgerung

Die Unfallverhütungsvorschriften der Berufsgenossenschaft, insbesondere die Unfallverhütungsvorschrift „Gesundheitsdienst", stellen hygienische Grundforderungen zum Schutz der Beschäftigten auf. Diese Grundforderungen beeinflussen den Bau der Operationsabteilung und die Arbeit der Chirurgen kaum, da zum Schutz des Patienten wesentlich mehr getan werden muß.

Die von der Kommission des Bundesgesundheitsamts in der „Richtlinie für Erkennung, Verhütung und Bekämpfung von Krankenhausinfektionen" und ihrer Anlagen niedergelegten Empfehlungen enthalten zum Teil sehr detaillierte und weitgehende Anforderungen. Diese sind so weit verbindlich, als im jeweiligen Bundesland eine Rechtsvorschrift dazu existiert (bisher nur in Berlin und Nordrhein-Westfalen).

Die Kommission des BGA aktualisiert zur Zeit ihre Aussagen, da seit der Herausgabe der Richtlinie und der ersten Anlagen neue Erfahrungen gewonnen wurden und sich Arbeitsweisen verändert haben. Es sollte geprüft werden, ob die Anforderungen an §-6-Krankenhäuser und die neue Anlage zur BGA-Richtlinie einander angepaßt werden können. Die Kommission des BGA hält hier eine Zusammenarbeit für wünschenswert.

Literatur

1. Berufsgenossenschaft für Gesundheitsdienst und Wohlfahrtspflege, Unfallverhütungsvorschrift „Allgemeine Vorschriften" (VBG 1). Bundesanzeiger vom 13. März 1977
2. Berufsgenossenschaft für Gesundheitsdienst und Wohlfahrtspflege, Unfallverhütungsvorschrift „Gesundheitsdienst" (VBG 103). Bundesanzeiger vom 24. August 1982
3. Bundesgesundheitsamt, Richtlinie für die Erkennung, Verhütung und Bekämpfung von Krankenhausinfektionen. Bundesgesundheitsblatt (1976) 19: 1–7
4. Bundesgesundheitsamt, Anlage zu Ziffer 4.3.3 der Richtlinie für Erkennung, Verhütung und Bekämpfung von Krankheitsinfektionen. Bundesgesundheitsblatt (1979) 22: 183–185
5. Bundesgesundheitsamt, Erläuterungen zur Anwendung der Richtlinie für die Erkennung, Verhütung und Bekämpfung von Krankenhausinfektionen. Bundesgesundheitsblatt (1981) 24: 209–212
6. Hauptverband der gewerblichen Berufsgenossenschaft e.V., Bundesverband der landwirtschaftlichen Berufsgenossenschaften e.V. und Bundesverband der Unfallversicherungsträger der öffentlichen Hand e.V., Anforderungen der gesetzlichen Unfallversicherungsträger für die Zulassung von Krankenhäusern zur Behandlung Schwer-Unfallverletzter (Verletzungsartenverfahren). Die BG (1985) 323–326

Hygienekommission

F. Daschner

Einleitung

Nach den Richtlinien des Bundesgesundheitsamtes (BGA) zur Erkennung, Verhütung und Bekämpfung von Krankenhausinfektionen muß jede Klinik eine Hygienekommission haben. Im folgenden soll kurz zu folgenden Fragen Stellung genommen werden:

- Besteht eine Verpflichtung zur Einrichtung solcher Kommissionen?
- Ergeben sich aus dem Fehlen einer Hygienekommission evtl. Haftungskonsequenzen für Krankenhausträger und Ärzte?
- Wie sollten Hygienekommissionen zusammengesetzt sein?
- Was sind deren Kompetenzen, haben sie Weisungsbefugnisse?

Praxis der Hygienekommission

Entsprechend den Richtlinien des BGA muß jede Klinik eine Hygienekommission haben.

Zusammensetzung
- Vorsitzender, meist Ärztlicher Direktor der Abteilung/Klinik
- Krankenhaushygieniker
- Hygienefachschwester/-pfleger
- Verwaltungsdirektor
- Leiter der technischen Betriebe
- Apotheker
- Pflegedienstleitung
- Hygienebeauftragte
- andere Spezialisten

Bei den Richtlinien des BGA handelt es sich jedoch nicht um ein präformiertes juristisches Gutachten, sondern um Richtlinien, an die man sich halten soll, aber nicht muß. Es ist sicher dringend empfehlenswert, daß jede Klinik eine Hygienekommission einrichtet, es besteht jedoch kein Zwang dazu, sofern nicht die Richtlinien des BGA in entsprechende Landesgesetze umgesetzt wurden, wie z.B. kürzlich in Nordrhein-Westfalen. Das Universitätsklinikum Freiburg hat beispielsweise aus organisatorischen Gründen keine Hygienekommission, sie wäre viel zu groß und daher äußerst schwerfällig. Da jede Abteilung einen Vertreter in die Hygienekommission entsenden sollte, würden in Freiburg aus den chirurgischen Fächern allein 11 Mitarbeiter bei der Hygienekommissionssitzung anwesend sein müssen. Die Klinikhygiene des Universitätsklinikums Freiburg regelt krankenhaushygienische Probleme der einzelnen Abteilungen in direkter Konsultation mit den Abteilungsleitern, übergeordnete Probleme über den Klinikumsvorstand und durch Rundschreiben bzw. Informationsblätter.

Eine Hygienekommission, die nur 2- oder 3mal im Jahr tagt, erfüllt wenig mehr als eine Alibifunktion. Sie sollte sich wenigstens alle 6–8 Wochen treffen. Die Hygienekommission verfügt über keine Weisungsbefugnisse; Weisungsbefugnis hat ausschließlich der zuständige Abteilungsleiter, in manchen Kliniken, den Abteilungsleitern übergeordnet, auch der Ärztliche Direktor des Klinikums; auch der Krankenhaushygieniker hat im übrigen keine Weisungsbefugnis mit Ausnahme an das ihm unterstellte Personal. Die Hygienekommission und der Krankenhaushygieniker haben nur beratende Funktion [2].

Die wichtigsten Mitglieder der Hygienekommission sind der Vorsitzende, der Krankenhaushygieniker und die Hygienefachkraft. Hygienekommissionen ohne Hygienefachkraft sind wie ein Körper ohne Beine. Sie beraten den Abteilungsleiter, und es bleibt in der Verantwortlichkeit des Abteilungsleiters bzw. Ärztlichen Direktors einer Abteilung, ob er die Empfehlungen in die Tat umsetzt oder nicht. Es sollte allerdings schriftlich festgehalten werden, wenn letzteres zutrifft; auch der betreffende Abteilungsleiter sollte schriftlich festhalten, warum er nicht bereit ist, die Empfehlungen der Hygienekommission zu befolgen, damit bei eventuellen juristischen Auseinandersetzungen der Vorgang nachvollziehbar wird.

Mein juristischer Sachverstand reicht nicht aus, zu beurteilen, ob sich aus dem Fehlen einer Hygienekommission für Krankenhausträger und Ärzte evtl. Haftungskonsequenzen ergeben. Ich weiß, daß in den letzten 10 Jahren keine Klinik verurteilt wurde, weil sie keine Hygienekommission hatte, andererseits habe ich als Sachverständiger bei mehreren Prozessen zur Frage der Haftung bei Krankenhausinfektionen den Eindruck gewonnen, daß Richter bei einer Klinik, die keine Hygienekommission hat, nicht unbedingt einen besonders hohen Hygienestandard vermuten.

Zusammenfassung

Die Notwendigkeit einer Hygienekommission ergibt sich nicht aus Richtlinien staatlicher Gesundheitsorganisationen oder Empfehlungen von Expertenkommissionen, sondern aus der Tatsache, daß in ausnahmslos allen Kliniken Krankenhausinfektionen unterschiedlicher Häufigkeit auftreten. Es gibt, im übrigen auch für den Juristen, nicht den geringsten Zweifel, daß Krankenhauspatienten vor Infektionen geschützt werden müssen. Die Effektivität von Hygienekommissionen wird vom persönlichen Engagement und Sachverstand ihrer Mitglieder bestimmt. Hygienekommissionen, die nur institutionalisiert werden und zusammenkommen, „weil man so etwas haben muß", sind Zeit-, Personal- und Geldverschwendung. Die mit Abstand wichtigsten Mitglieder der Hygienekommission sind die Hygienefachschwester/-pfleger und der Ärztliche Direktor der Abteilung bzw. Klinik. Die Hygienefachkraft sammelt alle Daten für die Hygienekommission und versucht, deren Beschlüsse in die Tat umzusetzen; der Ärztliche Direktor der Klinik bzw. der Abteilung hat die eigentliche Weisungsbefugnis für alle hygienischen Maßnahmen.

Literatur

1. Bundesgesundheitsamt (1989) Richtlinie zur Erkennung, Verhütung und Bekämpfung von Krankenhausinfektionen. Fischer, Stuttgart
2. Daschner F (1989) Forum hygienicum. MMV, München

Der Hygieneplan – eine betrieblich-organisatorische Maßnahme zum Personalschutz und zur Infektionskontrolle

V. Hingst

Einleitung

Die von der Berufsgenossenschaft für Gesundheitsdienst und Wohlfahrtspflege herausgegebene Unfallverhütungsvorschrift Gesundheitsdienst vom 1. Oktober 1982, im folgenden UVV genannt, wurde nach Genehmigung durch den Bundesminister für Arbeit und Sozialordnung am 24. August 1982 im Bundesanzeiger Nr. 155 veröffentlicht. Sie enthält rechtsverbindliche Grundlagen und Vorschriften, nach denen in medizinischen Einrichtungen krankenhaushygienische Maßnahmen zum Schutz des Personals und somit indirekt auch des Patienten zu etablieren sind. In § 9 schreibt die UVV vor:

> Der Unternehmer hat für die einzelnen Arbeitsbereiche entsprechend der Infektionsgefährdung Maßnahmen zur Desinfektion, Reinigung und Sterilisation sowie zur Ver- und Entsorgung schriftlich festzulegen und ihre Durchführung zu überwachen.

In den Durchführungsanweisungen zum § 9 wird in der UVV ausgeführt, daß diese Forderung als erfüllt gilt, wenn der Unternehmer in einem Plan festgelegt hat, welche Maßnahmen und Verfahren zur Desinfektion, Reinigung und Sterilisation sowie zur Ver- und Entsorgung durchzuführen sind, und welche Personen mit der Durchführung und Überwachung in den einzelnen Bereichen beauftragt sind.

Weiterhin wird ausgeführt, daß in Krankenhäusern die „Richtlinie für die Erkennung, Verhütung und Bekämpfung von Krankenhausinfektionen" des Bundesgesundheitsamtes (BGA) einschließlich der hierzu herausgegebenen Anlagen zur inhaltlichen Gestaltung des Hygieneplans herangezogen werden kann. Der Zielvorstellung des Hygieneplans, d.h. in erster Linie dem Personalschutz, ist durch die Aufstellung von Reinigungs-, Desinfektions- und Sterilisationsplänen Rechnung zu tragen. In ihnen sollen Angaben enthalten sein über:

– Reinigung der Räume und Einrichtungsgegenstände
– Hände-, Flächen-, Raum-, Instrumenten- und Apparatedesinfektion
– Ver- und Entsorgung von Wäsche einschließlich Desinfektion, Abfallerfassung und -entsorgung sowie Reinigung und Desinfektion der Abwurfschächte und pneumatischen Transportsysteme
– Hygienische Überprüfung der lüftungstechnischen Anlagen
– Anzahl, Leistung, Betriebszeit und Ersatz von UV-Strahlern

Diese Auflistung wird von der UVV selbst als lediglich orientierend und somit erweiterungsfähig eingestuft. Da unzweifelhaft von den direkt am Patienten durchzuführenden Pflege- und Behandlungsmaßnahmen die höchste Infektions- und Kontaminationsgefahr ausgeht und nosokomiale Infektionen im wesentlichen durch den hierbei erforderlichen engen Kontakt von Personal und Patient ermöglicht werden, ist es unbedingt notwendig, den Maßnahmenkatalog in einem Hygieneplan zu erweitern. Er hat somit Verhaltensregelungen zu erfassen, die zur Vermeidung von Krankenhausinfektionen, d.h. in erster Linie Pneumonien, Wund- oder Harnwegsinfektionen sowie katheterinduzierten Infektionen etc., unerläßlich sind.

Organisationsform

Ausgehend von dem in der Einleitung skizzierten ganzheitlichen Ansatz soll im folgenden exemplarisch über Erfahrungen berichtet werden, die bei der Erstellung eines Hygieneordners für ein Universitätsklinikum gewonnen wurde. Als Organisationsform hierfür hat sich eine Arbeitsgruppe von maximal 10 Teilnehmern herausgestellt, die sich je zu 1/3 aus hauptamtlichen Hygienefachkräften, wissenschaftlichen Mitarbeitern des Hygieneinstituts und Fachkräften aus dem Pflegebereich spezieller Funktionsbereiche (z.B. Endoskopie, Operation, Intensivstation) zusammensetzte. Zu speziellen pharmazeutischen Problempunkten wurden Vertreter der Klinikumsapotheke hinzugezogen. Da kein klinischer Kollege für eine kontinuierliche Mitarbeit an dem Hygieneordner gewonnen werden konnte, mußte versucht werden, dieses offensichtliche Defizit dadurch auszugleichen, daß mindestens ein Assistenzarzt aus dem Hygieneinstitut, der an der Arbeitsgruppe mitarbeitete, aufgrund des ihm vorgeschriebenen klinischen Jahres im Rahmen seiner Facharztweiterbildung einen direkten Kommunikationsfaden zu klinischen Kollegen aufrecht erhielt.

Am Beginn der Arbeit in der Arbeitsgruppe stand die Überprüfung des bereits auf diesem Sektor Vorhandenen. Sehr schnell wurde dabei der Entschluß gefaßt, den einige Jahre zuvor am Universitätsklinikum Zürich entwickelten Hygieneordner für die Entwicklung des eigenen Hygieneplans/Hygieneordners als Grundlage zu verwerten. Er enthält folgendes Inhaltsverzeichnis:

1. Pflegemaßnahme/Isolierung/Vorsichtsmaßnahmen
2. Sterilisation/Desinfektion
3. Probenentnahme für mikrobiologische Untersuchungen
4. Begriffsdefinition/Allgemeine Information
5. Kriterien zur Erfassung nosokomialer Infektionen

Nach einem Bearbeitungszeitraum von 1 1/2 Jahren konnte bei einer Frequenz von 2–4 3stündigen Arbeitssitzungen pro Monat auf den Gebieten Isolierung, Desinfektion, Probenentnahme für mikrobiologische Untersuchungen, bereichsbezogene Maßnahmen im Operationssaal, Hygienemaßnahmen bei Punktionen, Hygienemaßnahmen bei künstlicher Ableitung der Harnwege und beim Verbandwechsel ein vorläufig abschließender Bearbeitungsstand erreicht werden.

Dabei hat es sich als sinnvoll herausgestellt, für den Gesamthygieneplan die Form einer Loseblattsammlung zu wählen, die eine rasche Aktualisierung und Ergänzung ermöglicht. Ein derartiger Hygieneordner ist jeder Station und jedem Funktionsbereich eines Klinikums zur Verfügung zu stellen. Daneben hat es sich als sinnvoll erwiesen, Verhaltensregelungen dezentral, d.h. jeweils direkt an den Orten zu plazieren, an denen die jeweiligen Vorschriften umzusetzen sind (z.B. Einschleusung in die Operationsabteilung im Bereich der Personalschleuse).

Im folgenden möchte ich nun das Heidelberger Vorgehen anhand einiger Beispiele deutlich machen, wobei ich mich in der Auswahl am Rahmenthema „Operative Einheiten" des Expertengespräches orientiere.

Beispiel 1: Einschleusen des Personals

In Beispiel 1 ist die dezentral anzubringende Verhaltensregelung für das Einschleusen in eine Operationsabteilung aufgeführt:

1. Ablegen der Oberbekleidung (Privat-/Berufskleidung und Schuhe)
2. Hygienische Händedesinfektion (3 ml, 30 s Einwirkzeit)
3. Betreten des reinen Schleusenbereiches
4. Anlegen der Bereichskleidung in folgender Reihenfolge: Hose, Kopfhaube, Hemd, Gesichtsmaske, Schuhe
5. Hygienische Händedesinfektion (s.o.)

Beachte:
Das Tragen von Schmuck an Händen und Armen ist gemäß Unfallverhütungsvorschrift (UVV) untersagt
– Gesichtsmasken nach 2 h wechseln, bei Durchfeuchtung sofort
– Nach WC-Benutzung erneute Einschleusung
– In Operationssaal, Intensivbereichen o.ä. sind lackierte Fingernägel nicht gestattet

Beispiel 2: Hygiene in der Operationsabteilung

Am Beispiel 2 soll verdeutlicht werden, wie man sich den Hygieneplan für den Funktionsbereich Operationsabteilung vorstellen könnte. Hierbei wird im wesentlichen der organisatorische Ablauf aus hygienischer Sicht betrachtet:

Vorgehen bei Routineeingriffen

Patientenbezogene Maßnahmen

Vorbereitung am Vortag (auf Station)
- Information über Flüssigkeits- und Nahrungskarenz geben
- Darmentleerung veranlassen
- ggf. Austestung der Verträglichkeit von Enthaarungscreme
- präoperatives Duschen oder Baden

Vorbereitung am Operationstag (auf Station)
- Schmuck, Armbanduhr, Nagellack entfernen
- Entfernung von Zahnprothesen, Kontaktlinsen u.a.
- offenes Operationshemd, ggf. Antiemboliestrümpfe anziehen
- Rasur des Operationsgebiets, ggf. Haare kürzen, alternativ Anwendung von Enthaarungscreme

Einschleusen in den Operationsbereich
- Patientenumlagerung (manuell oder mittels Hebebühne) durch „Außendienst"-Mitarbeiter
- Kopfhaube und ggf. Mund-Nasen-Schutz (z.B. bei Spinal- oder Leitungsanäs-thesie) anlegen

Beachte:
Stationspersonal, Bett und Bettwäsche bleiben außerhalb der Operationsab-teilung

Präoperative Maßnahmen im Operationssaal
- ggf. Katheterisierung
- Haut- bzw. Schleimhautdesinfektion im Operationsfeld
- falls aus operationstechnischen Gründen erforderlich, Inzisionsfolie aufkleben (aus hygienischer Sicht bieten diese Folien keine Vorteile)
- sterile Abdeckung des Operationsbereichs

Postoperative Maßnahmen im Operationssaal
- Desinfektion und aseptische Abdeckung der Operationswunde
- Abdeckmaterialen direkt im Operationssaal entsorgen; benutzte Tücher in grü-nen bzw. blauen Wickelsack geben; nicht auf den Fußboden werfen!
- Feststellung möglicher Hautschäden, z.B. durch Elektroden
- Extubation
- Patienten in Aufwachraum verlegen

Personalbezogene Maßnahmen

Personen mit eitrigen Erkrankungen an der Haut und Schleimhaut dürfen, auch wenn diese keine Arbeitsunfähigkeit bedingen, während dieser Erkrankungen nicht in Operationsabteilungen beschäftigt werden. Bei Personen, die Träger von pathogenen oder multiresistenten Mikroorganismen sind, muß im Einzelfall entschieden werden, ob sie im Operationssaal beschäftigt werden dürfen.

Einschleusen in den Operationssaal
Kleiderwechsel für alle Personen, die den Operationstrakt betreten (s. Beispiel 2, S. 74).

Beachte:
Kopf- und Barthaare müssen vollständig bedeckt sein.

Präoperative Maßnahmen im Operationssaal
a) Operationsteam
- chirurgische Händedesinfektion
- Anlegen steriler Operationsmäntel
- Anziehen steriler Handschuhe über Hand *und* Kittelbündchen

Beachte:
Bei Eingriffen, die an Patienten mit Verdacht auf HIV-Infektion oder bei HIV-positiven Patienten durchgeführt werden, oder bei denen erfahrungsgemäß mit einer Durchfeuchtung der Operationskleidung gerechnet werden muß, sind flüssigkeitsabweisende oder -dichte Operationsmäntel zu tragen. Alternativ können auch flüssigkeitsdichte Schürzen und Ärmelschoner getragen werden.

Wird eine ggf. zu tragende Bleischürze nicht vor der sterilen Operationskleidung angelegt, sondern erst direkt vor einer Röntgendurchleuchtung übergezogen, muß der Operationsmantel nach der Durchleuchtung gewechselt werden.

Bei Risikoeingriffen ist grundsätzlich das Tragen von 2 Paar Operationshandschuhen zu empfehlen.

b) Anästhesieteam, „Springer"
- Hygienische Händedesinfektion vor Narkoseeinleitung und nach Tätigkeiten mit Kontaminationsgefahr.
- Wechsel der Schutzkleidung bei sichtbarer Verschmutzung und/oder Durchfeuchten

Intraoperative Maßnahmen
- Bei Kontamination oder Verletzung müssen Handschuhe sofort gewechselt werden.
- Wechsel der Gesichtsmaske (Mund/Nasenschutz) bei Durchfeuchtung, spätestens nach 2 h.
- Wechsel des Operationsmantels bei massiver Durchfeuchtung.

Postoperative Maßnahmen im Operationssaal
- Benutzte Operationsmäntel direkt im Operationssaal in grüne bzw. blaue Wik-kelsäcke entsorgen.
- Ablegen der Handschuhe und hygienische Händedesinfektion.

Beachte:
Bei einer Aufeinanderfolge sehr kurzer Eingriffe (bis zu 30 min) mit geringer Kontamination kann zwischen 2 Operationen die Einwirkzeit des Desinfektionsmittels im Rahmen der präoperativen chirurgischen Händedesinfektion auf 2 min herabgesetzt werden. Nach Eingriffen von 30–60 min reicht es aus, vor der nächsten Operation Hände und Unterarme nochmals für 5 min zu desinfizieren. Nach Eingriffen über 60 min sollten vor der Desinfektion nochmals auch die Hände für 2 min gewaschen werden.

Ausschleusen aus der Operationsabteilung
- Ablegen der benutzten Bereichskleidung
- hygienische Händedesinfektion
- benutzte Operationsschuhe separat abstellen (z.B. Container, unreines Regal)
- Anlegen der Berufs- bzw. Privatkleidung.

Beachte:
Nach Toilettenbesuch oder beim Verlassen der Operationsabteilung ist eine komplette Schleusung erforderlich; d.h. Ablegen der getragenen Bereichskleidung, hygienische Händedesinfektion, ggf. Anlegen frischer Bereichskleidung (bei Wiedereinschleusung).

Umgebungs- und materialbezogene Maßnahmen

Instrumentarium
Aufbereitung unmittelbar nach der Operation (nach Abzählen der Instrumente):
a) Zentrale Aufbereitung im Versorgungszentrum Medizin (VZM):
   Transport der benutzten Instrumente in geschlossenen Containern ohne Zusatz von Desinfektionsmitteln oder Reinigern.
b) Dezentrale Aufbereitung in den einzelnen Kliniken:
   Transport der gebrauchten Instrumente in abgedecktem Zustand in den Aufbereitungsraum. Nach Aufbereitung Verpacken der Instrumente zur staubdichten Lagerung oder Vorbereitung zur anschließenden Sterilisation.

Beachte:
Zur Desinfektion und Reinigung der gebrauchten Instrumente je nach Möglichkeit thermische Desinfektion mit maschinellen Verfahren einsetzen; eine manuelle chemische Desinfektion (Eintauchverfahren) sollte aus Gründen des Personalschutzes nur in Ausnahmefällen durchgeführt werden.

78

Wäsche
- Entsorgung in grünen bzw. blauen Wickelsack unmittelbar nach Gebrauch; keine Zwischenlagerung!
- Verschluß des Wickelsacks nur mit den von der Wäscherei vorgegebenen Verschlüssen.
- Automatischer Warentransport- (AWT-)Behälter zum Abtransport der Wäsche in unmittelbarer Nähe vorhalten.

Anästhesiezubehör
- Wechsel von Atemmaske, Faltenschläuchen und Atembeutel, Laryngoskopspatel bei jedem Patienten; die Aufbereitung sollte mit desinfizierenden Waschverfahren in entsprechenden Maschinen erfolgen.
- Wischdesinfektion der Oberflächen des Anästhesiegerätes.
- Wechsel von Absaugflaschen und -schläuchen (Einmalabsauggefäße sind aus Gründen der Umweltbelastung nicht zweckmäßig).

Flächen
- Zwischen 2 Operationen Wisch- und Scheuerdesinfektion des Fußbodens um den Operationstisch und der Verkehrsflächen mit desinfizierendem Reiniger (1-h-Wert) gem. Liste der Deutschen Gesellschaft f. Hygiene und Mikrobiologie (DGHM); bei Bedarf Desinfektion von Wänden und Einrichtungsgegenständen bei sichtbarer Verschmutzung.
- Die vollständige Einhaltung der konzentrationsabhängigen Einwirkzeit (z.B. 1 h) nach sog. aseptischen Eingriffen ist angesichts der relativen Bedeutung der Fußbodendesinfektion für die Vermeidung von Wundinfektionen aus hygienischer Sicht noch zwingend; grundsätzlich sollte aus hygienischen und organisatorischen Gründen allerdings bei der Planung des Operationsprogramms eine Ab- und Aufrüstzeit zwischen 2 Operationen von mindestens 20–30 min berücksichtigt werden.
- Am Ende des Operationsprogramms Wisch- und Scheuerdesinfektion des Fußbodens, der Flächen und der Wände bis zu ca. 2 m Höhe mit desinfizierendem Reiniger (1 bzw. 4-h-Wert gem. DGHM-Liste).

Vorgehen bei „septischen" Eingriffen

Patientenbezogene Maßnahmen

- Bekannt „septische" Operationen sollten nach Möglichkeit an das Ende des Operationsprogramms gelegt werden.
- Bei laufendem „aseptischem" Operationsprogramm wird eine Umlagerung des Patienten auf eine frische Lafette o.ä. beim Verlassen des Operationsraums empfohlen.

Personalbezogene Maßnahmen (s. S. 76 u. 77)

Umgebungs- und materialbezogene Maßnahmen
(zusätzlich bzw. in Ergänzung zu S. 77 u. 78)

Instrumentarium
Einlegen des gebrauchten Instrumentariums unmittelbar nach Gebrauch im Operationssaal in ein Instrumentendesinfektionsmittel oder Transport in geschlossenem Behälter zur thermischen Aufbereitung.

Flächen
Wisch- und Scheuerdesinfektion des Fußbodens, der Flächen und der Wände bis ca. 2 m Höhe mit desinfizierendem Reiniger (1-h-Wert gem. DGHM-Liste); die Einhaltung der Einwirkzeit ohne zwischenzeitliche Nutzung der Räume ist sicherzustellen.

Wäsche
Besteht die Gefahr eines Durchnässens der Stoffwickelsäcke, sollte die Wäsche in den roten Plastiksäcken, die normalerweise nur im Fall von meldepflichtigen Infektionskrankheiten vorgesehen sind, entsorgt werden; Operationsschuhe müssen im Operationssaal verbleiben (Schuhwechsel!).

Beachte:
Die Verwendung desinfektionsmittelgetränkter Tücher als „Fußabtreter" vor dem Operationssaal oder zum Abdecken benutzter Operationslafetten ist aus infektionsprophylaktischer Sicht nicht angezeigt.

Vorgehen bei meldepflichtigen Infektionskrankheiten

Patientenbezogene Maßnahmen
(s. S. 75)

Personalbezogene Maßnahmen
Je nach Infektionssituation (z.B. Ärosolexposition beim Fräsen und Bohren) ist zusätzlich zu den auf S. 76 u. 77 genannten Maßnahmen das Tragen eines Augenschutzes (Schutzbrille oder -visier), flüssigkeitsdichter Kleidung und von 2 Paar Handschuhen zu empfehlen.

Umgebungs- und materialbezogene Maßnahmen

Instrumentarium
Desinfektion des Instrumentariums unmittelbar nach der Operation manuell oder maschinell mit einem Instrumentendesinfektionsmittel in der nach der BGA-Liste erforderlichen Konzentration und Einwirkzeit.

Flächen
Wisch- und Scheuerdesinfektion sämtlicher Flächen und des gesamten Fußbodens mit einem Flächendesinfektionsmittel in Konzentration und Einwirkzeit nach BGA-Liste.

Anmerkung:
   Bei Patienten mit Parasitenausscheidung (z.B. Wurmeier) erfolgt die postoperative Flächendesinfektion mit einem Präparat auf Phenolbasis in Konzentration und Einwirkzeit nach BGA-Liste.

Wäsche
Gebrauchte Wäsche nach Operationsende zusammen mit den Operationsmänteln des Personals innerhalb des Operationstrakts in roten Plastiksack entsorgen.

Raumdesinfektion
Eine Raumdesinfektion kann im Einzelfall notwendig sein; die Indikation ist jeweils mit dem Krankenhaushygieniker festzulegen; die Durchführung obliegt dem Desinfektor in Abstimmung mit dem Hygieneinstitut.

Händehygiene
Dazu wird es ergänzend dezidierter praxisbezogener Anweisungen bedürfen, wie sie im Beispiel 3 für die Händedesinfektion und -pflege angegeben werden.

Beispiel 3: Händehygiene

Hygienische Händedesinfektion, Handschuhe, Reinigung und Pflege der Hände

Hygienische Händedesinfektion

Die hygienische Händedesinfektion ist die wichtigste Maßnahme zur Verhütung von Krankenhausinfektionen. Sie dient sowohl dem Schutz des Patienten als auch dem eigenen Schutz.

Definition
Gezielte Reduktion der transienten (Kontakt-)Hautflora.

Ziel
Es soll verhindert werden, daß bei der Behandlung und Pflege von Patienten Infektionserreger durch die Hände übertragen werden.

Wann
- vor und nach Verbandwechsel
- vor und nach Kontakt mit Eintrittstellen von Kathetern, Drainagen u.ä.
- nach Kontakt mit Blut, Sekreten oder Exkreten

– vor invasiven Eingriffen (z.B. Legen eines Venenkatheters, Blasenkatheters, Durchführung einer Angiographie, Bronchoskopie, Endoskopie des Magen-Darm-Trakts, Lumbalpunktion)

Diese Forderung gilt auch dann, wenn bei den Eingriffen sterile Handschuhe getragen werden müssen!

– vor Kontakt mit Patienten, die in besonderem Maß vor Infektionen geschützt werden müssen (z.B. Leukämiepatienten, polytraumatisierte Patienten, Bestrahlungs- oder Intensivpatienten und sonstige schwer erkrankte Patienten)
– nach Kontakt mit Patienten, von denen Infektionen ausgehen können
– nach Kontakt mit kontaminierten Flächen oder Gegenständen (z.B. Beatmungszubehör, Steckbecken, Arbeitsflächen)

Wie
– alkoholische Händedesinfektion (ca. 3 ml = 2–3 Hübe aus Wandspendern) in die trockene Hohlhand geben, auf beide Hände einschließlich Fingerzwischenräume und Unterarme verteilen.

Beachte:
– **Desinfektionsmittel nicht auf nasse Hände geben!**
– **Eine sichtbare Verschmutzung der Hände ist vor der Desinfektion zunächst mit Zellstoff o.ä. zu entfernen!**
– **Die Mindesteinwirkzeit von 30 s reicht für die Inaktivierung einiger resistenter Erreger nicht aus. So ist die hygienische Händedesinfektion bei Kontamination mit Mykobakterien 2mal nacheinander durchzuführen, d.h. die Hände sind für insgesamt 60 s mit Desinfektionsmittel feucht zu halten.**
– **Bei Kontamination mit Hepatitis-B-Viren sind Händedesinfektionsmittel einzusetzen, deren Wirksamkeit gegen Hepatitis-B-Viren durch entsprechende Gutachten belegt ist. Da in diesen Fällen die Einwirkzeit und Art der Anwendung von den hier gegebenen Empfehlungen abweichen kann, müssen unbedingt die Anwendungshinweise der Desinfektionsmittelhersteller berücksichtigt werden!**
– **Schmuck- und Eheringe beeinträchtigen die Wirkung der Händedesinfektion und können überdies zu Hautschäden führen!**
– **Armbanduhren und Armreifen können bei der Pflege und Behandlung von Patienten zu Verletzungen führen; in Arbeitsbereichen mit erhöhter Infektionsgefährdung dürfen gemäß Unfallverhütungsvorschrift (UVV, § 22) an Händen und Unterarmen keine Schmuckstücke, Uhren und Eheringe getragen werden.**

Schutzhandschuhe

Wann
- bei möglichem direkten Kontakt mit infiziertem Material oder mit infektiösen Exkreten, Sekreten, Blut usw.
- beim Verbandwechsel

Wie
- Einmalhandschuhe

Beachte:
Die Handschuhe sind ein zusätzlicher Schutz und sind sofort nach Beendigung der entsprechenden Tätigkeit zu entsorgen.

Händewaschen

Wann
- vor Arbeitsbeginn und nach Arbeitsende
- nach längeren Pausen
- bei sichtbarer Verschmutzung ohne gleichzeitige Infektionsgefahr

Wie
- Befeuchten mit Wasser
- Einreiben mit Flüssigseife
- Abspülen
- Abtrocknen mit Einmalhandtuch

Beachte:
Das Händewaschen ersetzt nicht die hygienische Händedesinfektion, kann aber *nach* ihr zusätzlich durchgeführt werden!

Händepflege

Wann
- regelmäßig und nach Bedarf (z.B. vor großen Pausen und nach Arbeitsende)

Wie
- Hautpflegemittel aus Tube oder Spender entnehmen und einreiben

Beachte:
Kleinste Risse der Haut sind Reservoirs für Krankheitserreger und somit Infektionsquellen!
Hautpflege ist unerläßlich und beugt Hautschäden vor!

Die Entnahme von Hautpflegemitteln aus Dosen, Salbentöpfen etc. ist wegen hoher Kontaminationsgefahr sehr bedenklich!

Präoperative Desinfektionsmaßnahmen (chirurgische Händedesinfektion)

Die chirurgische Händedesinfektion ist streng von der hygienischen Händedesinfektion zu trennen. Sie dient ausschließlich dem Schutz des Patienten bei operativen Eingriffen.

Definition
Weitgehende Reduktion der transienten (Kontakt-) und residenten (Standort-) Hautflora

Ziel
Es soll verhindert werden, daß während des operativen Eingriffs Infektionserreger von den Händen des Operationsteams in den Wundbereich eingebracht werden.

Indikation
a) operative Eingriffe (z.B. Haut-/Schleimhautschnitt)
b) Endoskopien in primär sterilen Bereichen (z.B. Arthroskopie)

Vorgehen
- Benetzen der Hände und Unterarme mit Wasser
- etwa 5 ml Seifenlösung aus dem Spender (Bedienung mit dem Ellenbogen) auf die Hand geben, auf Hände und Unterarme verteilen und für 2 min unter waschenden Bewegungen aufschäumen lassen
- in Ausnahmefällen Fingernägel mit sterilisiertem Nagelreiniger (evtl. Nagelbürste) reinigen
- gründliches Abspülen von den Fingerspitzen zu den Ellenbogen, das Wasser soll nicht auf die Hände zurückfließen
- Abtrocknen der Hände und Unterarme mit sterilisiertem Einweghandtuch
- auf den abgetrockneten Händen und Unterarmen für die Dauer von mindestens 5 min ein alkoholisches Händedesinfektionsmittel in mehreren Portionen (mindestens 2mal 5 ml) verteilen und einreiben
- ggf. kurzes Abtupfen der Hände mit sterilisierten Handtüchern

Beachte:
Nagelbürsten dürfen nur zur Reinigung im Bereich der Fingernägel verwendet werden, wegen der Gefahr einer Schädigung keinesfalls auf der Haut.
　Bei einer Aufeinanderfolge sehr kurzer Eingriffe (bis zu 30 min) mit geringer Kontamination kann zwischen 2 Operationen die Einwirkzeit des Desinfektionsmittels auf 2 min herabgesetzt werden.
　Nach Eingriffen von 30–60 min reicht es aus, vor der nächsten Operation Hände und Unterarme nochmals für 5 min zu desinfizieren.

Nach Eingriffen über 60 min sollten vor der Desinfektion nochmals auch die Hände für 2 min gewaschen werden.

Beispiel 4: Hygienemaßnahmen bei Diagnostik, Pflege und Therapie

Aus dem Bereich Hygienemaßnahmen bei Diagnostik, Pflege und Therapie ist im Beispiel 4 das hygienegerechte Verhalten bei Punktionen und Injektionen, wie es in einem Hygieneplan erscheinen kann, wiedergegeben. Dabei wird deutlich, wie detailliert z.T. die Hinweise in einem Hygieneplan sein können bzw. müssen.

Hygienemaßnahmen bei Punktionen und Injektionen

Injektionen [intramuskulär (i.m.), subkutan (s.c.), intrakutan (i.c.)] und Punktionen peripherer und zentraler Gefäße

Anforderungen
Zur Verhütung von Komplikationen nach Punktionen und Injektionen sind folgende Anforderungen zu erfüllen:

- Es müssen steriles Instrumentarium und sterile Lösungen verwendet werden.
- Es muß eine Einschleppung von Infektionserregern durch sachgerechte Haut- oder Schleimhautantiseptik vermieden werden.
- Es muß ein atraumatisches Vorgehen gewährleistet sein (Injektions- und Punktionstechnik).
- Es müssen Gesundheitsrisiken für das Personal (z.B. Infektionen, Allergien, Kontamination mit Zytostatika, Radionukliden) vermieden werden.

Praktische Durchführung
- Vorbereitung des Spritzentabletts: sterile Spritzen und Kanülen, sterilisierte Tupfer, alkoholisches Haut- und Händedesinfektionsmittel, bruch- und stichfeste Box zum Abwurf von Kanülen und Ampullen, ggf. Einmalhandschuhe, Stauschlauch, Injektionslösungen in Originalampullen oder Mehrdosenbehältnissen (Richtlinien für Verbrauchszeiten beachten!)
- Vorbereitung des Patienten (z.B. Information, Lagerung)
- Hygienische Händedesinfektion.
- Hautdesinfektion im Bereich der Einstichstelle
- Je nach Punktion/Injektion
- Sofortige Entsorgung von Kanüle und Ampullen in stich- und bruchfeste Behältnisse **(Kanüle nie in Schutzkappe zurückstecken)**
- Hygienische Händedesinfektion
- Entsorgung von Verpackung, Spritze, Tupfer etc.
- Stauschlauch bei sichtbarer Kontamination desinfizieren
- Reinigung und Desinfektion des Spritzentabletts
- Dokumentation in Patientenunterlagen

Gefäßpunktion	Gefäßinjektion	i.m./s.c./i.c.-Injektion
– stauen	– *Medikament aufziehen*	– Medikament aufziehen
– Einmalhandschuhe anlegen	– Kanüle wechseln	– evtl. Handschuhe anlegen
– Punktion nach Einwirkzeit des Hautdesinfektionsmittels	– stauen	– Punktion
– Aspiration	– Handschuhe anlegen	– kurze Aspiration
– Stauung lösen	– Punktion nach Einwirkzeit des Hautdesinfektionsmittels	– Injektion
– Punktionsbesteck zurückziehen	– kurze Aspiration und Lagekontrolle	– Injektionsbesteck entfernen
– Kompression der Punktionsstelle	– Stauung lösen	– Kompression der Punktionsstelle, dabei Stichkanal verschieben
– aseptisch abdecken	– Injektion	– aseptisch abdecken
	– Reaktionen des Patienten beachten	
	– Injektionsbesteck entfernen	
	– Kompression der Punktionsstelle	
	– aseptisch abdecken	

Beachte:

Mehrdosenbehältnisse sind nach Anbruch grundsätzlich gekühlt (2–8°C) aufzubewahren und mit Anbruchsdatum (Tag und Uhrzeit) zu versehen.

Mehrdosenbehältnisse ohne Konservierungsmittel (z.B. Aqua destillata, NaCl, Lokalanästhetika etc.) sind nach Anbruch nur für den kurzfristigen Gebrauch (maximal 1 Tag) zulässig. Konservierte Lokalanästhetika (z.B. Xylocain) können nach Anbruch bis zu 3 Tagen verwendet werden, Insulin bis zu 4 Wochen.

Da aus organisatorischen Gründen häufig von der umseitig empfohlenen Reihenfolge abgewichen wird (z.B Vorbereitung zur Medikamenteninjektion), muß zumindest darauf geachtet werden, daß:

1. Zwischen Aufziehen und Injektion eine möglichst kurze Zeitspanne liegt

2. Im Falle von bereits aufgezogenen Medikamenten die Einwirkzeit zwischen Hautdesinfektion und Punktionen eingehalten wird

3. Die eindeutige Identifikation des Spritzengehalts unmittelbar vor Injektion möglich ist

4. Vor Injektion aufgezogener Medikamente ein Kanülenwechsel erfolgt

Punktionen/Injektionen zur Entlastung/Diagnostik/Dauerableitung/Instillation

Anforderungen

Zusätzlich zu den im vorhergehenden Abschnitt gestellten Anforderungen gilt:

Die in diese Gruppe fallenden Punktionen/Injektionen (z.B. Pleurapunktion, Leberblindpunktion, Aszitespunktion, suprapubische Harnableitung, Lumbalpunktion, Drainagen, Gelenkpunktionen) sollten aus Gründen der Qualitätssicherung und der Infektionsverhütung grundsätzlich nicht in Patientenzimmern, sondern in einem Eingriffsraum durchgeführt werden.

Praktische Durchführung
Zusätzlich zu dem im vorigen Abschnitt empfohlenen Vorgehen gilt:
– Hautdesinfektion im Bereich der Punktionsstelle unter Verwendung von sterilen Tupfern durch sattes Auftragen von Hautdesinfektionsmittel für mindestens 3 min
– Nach der hygienischen Händedesinfektion sterile Handschuhe anlegen
– Punktionsstelle mit sterilem Lochtuch o.ä. abdecken
– Bei Punktionen mit Spritzenwechsel ist aus hygienischer Sicht das Anlegen von Mund- und Nasenschutz, ggf. zusätzlich Schutzkleidung erforderlich

Beispiel 5: Isolierungsmaßnahmen bei Ansteckungsgefahr

Die Notwendigkeit zur Beschreibung hygienerelevanter Maßnahmen wird auch im Beispiel 5 deutlich, das die Isolierungsmaßnahmen bei Patienten mit ansteckungsverdächtigen Stuhlausscheidungen beinhaltet.

Vorsichtsmaßnahmen bei infektiösem Stuhl (Quellenisolierung)

Krankheit	*Dauer der Maßnahmen*
Diarrhö mit vermutlich infektiöser Ursache	Dauer der Erkrankung
Enterokolitis durch Clostridium difficile oder Staphylococcus aureus	Dauer der Erkrankung
*Enterovirus*infektion, z.B. Herpangina, Pleurodynie	Dauer der Erkrankung (meist ca. 1 Woche)
Gastroenteritis durch Campylobacter Kryptosporidium, Escherichia coli (z.B. enteropathogene E. coli) Salmonellen, Shigellen Viren (z.B. Norwalk/Rota) Yersinia enterocolitica	Dauer der Erkrankung, bzw. bei Salmonellen Shigellen, Yersinion bis 3 Stuhlproben (jeweils 2 Tage Abstand) ohne Erreger/Toxinnachweis
Hepatitis A	1–2 Wochen nach Ikterusbeginn
Meningoenzephalitis	bis Ausschluß einer Enterovirusinfektion
Typhus/Paratyphus	Dauer der Erkrankung und bis 3. Stuhlprobe ohne Erregernachweis

Durchführung

- Einzelzimmer für Patienten mit schwerem Krankheitsverlauf (z.B. Cholera, Typhus) und für den Fall, daß Hygienemaßnahmen nicht eingehalten werden können
- Kittel tragen bei möglicher Verschmutzung
- Handschuhe bei möglichem Kontakt mit Stuhl/stuhlverschmutzten Gegenständen
- Händedesinfektion nach Kontakt und möglicher Kontamination
- Aufklärung des Patienten über Händedesinfektion erforderlich
- Abfälle direkt im Zimmer in flüssigkeitsdichte Behälter oder schwarzen Plastiksack entsorgen. Scharfe und spitze Gegenstände (z.B. Nadeln, Skalpelle, BKS-Röhrchen) nach Gebrauch sofort in bruch- und stichfeste Behälter entsorgen
- Bei Entlassung/Verlegung/Tod des Patienten Scheuer- und Wischdesinfektion des Patientenzimmers ohne Raumdesinfektion (Vernebeln o.ä.)
- Matratzen möglichst mit abwaschbarem Bezug schützen, andernfalls desinfizierende Aufbereitung in der Bettenzentrale
- Bettzeug, das nicht in die Wäscherei gegeben werden kann, ist bei sichtbarer Kontamination chemisch zu desinfizieren
- Wäsche sofort nach Gebrauch, d.h. ohne nachträgliches Sortieren, in Stoffwikkelsack entsorgen
- Ausscheidungen (außer bei Cholera) über Steckbeckenspüle o.ä. direkt entsorgen

Bei Sonderfällen (z.B. Amöbendysenterie, Cholera, Lamblienruhr, Poliomyelitis tc.) **Rücksprache mit der Klinikhygiene**
Ebenfalls unverzichtbarer Bestandteil eines Hygieneplans ist die Festschreibung von Entsorgungskonzepten, wie sie sich für einen Krankenhausträger heutzutage überdies zunehmend auch aus den gesetzlichen Auflagen auf dem Gebiet der Abfallentsorgung ergibt. Hierbei wird deutlich, daß im Rahmen eines Hygieneplans durchaus über die praktische Infektionsprophylaxe hinaus weitere Maßnahmen des Personalschutzes, wie z.B. Umgang mit Zytostatika etc., anzusprechen und durch Verhaltensvorschriften zu regeln sind.

Beispiel 6: Richtlinien zum Schutz vor HBV- und HIV-Infektion

Die exemplarische Darstellung von Möglichkeiten, einen Hygieneplan zu erstellen, soll mit dem Beispiel 6 schließen, in dem Maßnahmen zur Verhinderung von HIV-Infektionen zusammengefaßt sind. Diese Maßnahmen sind gleichzeitig geeignet, vor HBV-Übertragung zu schützen; hier wird aber die aktive Impfung einen zusätzlichen Schutz übernehmen. Ein derartiges Merkblatt ist am Universitätsklinikum Heidelberg von einer Arbeitsgruppe unter Beteiligung von Klinikern, Hygienikern und dem Betriebsarzt in einer Arbeitsgruppe erstellt worden und wurde jedem Beschäftigten ausgehändigt.

Vorbemerkung

Nach dem derzeitigen Stand der Kenntnisse ist das berufsbedingte Risiko für medizinisches Personal, an einer HIV-Infektion zu erkranken, sehr gering. Die bisher geltenden Vorschriften der Krankenhaushygiene reichen für einen wirksamen Infektionsschutz für Personal und Patient aus.

Da HIV-positive Patienten – erkannt oder unerkannt – in allen Bereichen des Klinikums auftreten können, sollten die nachfolgenden Richtlinien vom gesamten medizinischen Personal eingehalten werden. Grundsätzlich ist sicherzustellen, daß das medizinische Personal über
– Wirkung und Gefährdung durch den Erreger,
– richtigen Umgang mit den Patienten,
– Maßnahmen zur Gefahrenabwehr,
– Entsorgung von kontaminiertem Material,
– arbeitsmedizinische Vorsorgeuntersuchungen
informiert und unterwiesen worden ist. Dies gilt auch für das hauswirtschaftliche und technische Personal, soweit es im medizinischen Bereich tätig ist.

Beim alleinigen Hautkontakt (z.B. Händeschütteln) und der Tröpfcheninfektion (Niesen, Husten, Sprechen) sowie durch Gegenstände, die von HIV-positiven Patienten berührt wurden, ist eine Übertragung bisher nicht nachgewiesen worden. Für eine Infektion ist das Eindringen des HIV in die Blutbahn wesentlich; dabei steigt das Infektionsrisiko mit der Menge des eingebrachten Materials.

Alle Maßnahmen sind deswegen primär darauf auszurichten, daß eine Kontamination mit Blut, Serum und anderen möglicherweise infektiösen Körperflüssigkeiten verhindert wird. Kontaminierte Oberflächen, Instrumente etc. sind nach gesicherten Verfahren zu desinfizieren.

Allgemeine Maßnahmen zum Kontaminationsschutz

Es sind Methoden zu wählen, die von vornherein eine Verschmutzung mit Blut und anderen möglicherweise infektiösen Körperflüssigkeiten verhindern:
– Kanülen dürfen nach Gebrauch *nicht* in ihre Schutzhüllen zurückgesteckt werden. Sie müssen ohne Hülle in stich- und bruchfeste Behälter abgelegt werden, die verschlossen zu entsorgen sind.
– Um eine Verletzung des Transportpersonals zu vermeiden, dürfen spitze oder bruchgefährdete Gegenstände nicht ungeschützt in Plastiksäcken entsorgt werden.
– Die Verwendung von Einmalartikeln sowie geschlossenen Systemen (z.B. Monovette, Vacutainer) sollte der Regelfall sein.
– Bei Blutabnahmen und ähnlichen Arbeiten sind flüssigkeitsdichte Einweghandschuhe zu tragen.
– Wenn eine Verschmutzung mit Blut oder Körperflüssigkeiten zu erwarten ist, ist ein flüssigkeitsdichter Schutz (z.B. Plastikschürze, Schutzkittel o.a.) zu tragen.
– Bei operativen Eingriffen mit der Gefahr des Verspritzens von Blut oder Kör-

perflüssigkeiten und beim Umgang mit intubierten oder stark hustenden Patienten sind Gesichtsmaske und Augenschutz zu verwenden.
- Menschliches Untersuchungsmaterial ist stets als potentiell infektiös einzustufen. Als zusätzliche Sicherheitsmaßnahme sind Materialien von HIV-positiven Patienten deutlich zu kennzeichnen.
- Nach Kontamination mit Blut oder Körperflüssigkeiten sofort hygienische Händedesinfektion (Einwirkzeit 30 s), erst anschließend Hände waschen.
- Nach grober Hautverschmutzung mit potentiell HIV-haltigem Material ist sofort eine vorsichtige mechanische Entfernung (z.B. mit Zellstoff und anschließend eine 2malige Desinfektion mit alkoholischen Händedesinfektionsmitteln (Mindesteinwirkzeit 2mal 30 s) erforderlich

Maßnahmen bei Inokulation von Blut und Körperflüssigkeiten

Sofortmaßnahmen
Bei Hautverletzungen Aufsprühen eines Hautdesinfektionsmittels (alkoholisch) auf die Verletzungsstelle. Kontaminierte Schleimhäute mit Schleimhautantiseptikum (Augen mit Isogutt-Augenbad oder notfalls physiologischer Kochsalzlösung für 1–3 min) waschen bzw. spülen
- Die Wunde ausdrücken, so daß möglichst Blut austritt.
- Erneut Dekontamination durch Aufsprühen bzw. Auftragen eines Hautdesinfektionsmittels bzw. Schleimhautantiseptikums.
- Nach Einwirkzeit des Desinfektionsmittels (mindestens 30 s) sorgfältiges Waschen der Verletzungsstelle mit Wasser und Seife.

Weitere Maßnahmen, Meldungen
- Schriftliche Meldung an den Stationsarzt und den Betriebsarzt der Universität.
- *Sofortige* Überprüfung serologischer Parameter (HBV, HIV) bei dem Patienten, der als Infektionsquelle in Betracht kommt.
- Sofortige Veranlassung einer serologischen Untersuchung auf HIV- und HBV-Antikörper beim Verletzten und Kontrolle nach 8 Wochen, 3 Monaten und 12 Monaten.

Allgemeines zur Desinfektion
Das HIV wird durch alle im Heidelberger Klinikum verwendeten Desinfektions- und Sterilisationsverfahren inaktiviert. Es sei daher nochmals auf die sachgerechte Anwendung dieser Verfahren hingewiesen, die in dem nach der Unfallverhütungsvorschrift (UVV) zwingend vorgeschriebenen Hygieneplan jeder Abteilung festgelegt sind.

Empfehlungen für spezielle Bereiche

Allgemeiner Pflegebereich

Hinsichtlich der Toilettenbenutzung sind Maßnahmen, welche die üblichen Hygienevorschriften übersteigen, nicht erforderlich. Steckbecken und Urinflaschen sind wie üblich zu desinfizieren. Das Eßgeschirr HIV-Infizierter bedarf keiner besonderen Behandlung. Der Einsatz geeigneter Geschirrspülmaschinen ist im Krankenhaus prinzipiell wünschenswert. Die Bettwäsche wird im Zimmer in einen Wäschesack gegeben und normal entsorgt. Die Matratzen sollen desinfizierbar (ggf. mit Kunststoffbezug) sein. Vor Neubelegung eines Zimmers ist eine übliche krankenhaushygienische Desinfektions des Bettes, Nachttisches und Sanitärbereiches mit anschließender Flächendesinfektion (nach DGHM-Liste) des Zimmers durchzuführen. HIV erfordert keine abschließende Raumdesinfektion, jedoch kann dies bei bestimmten opportunistischen Infektionen (z.B. Tuberkulose) von Aids-Patienten in Ausnahmefällen angezeigt sein.

Operativer Bereich

Alle Patienten sollten vor operativen Maßnahmen nach dem Ergebnis eines ggf. vorausgegangenen HIV-Tests befragt werden. Bei Vorliegen von konkreten Verdachtsmomenten auf eine HIV-Infektion sollte ein HIV-Test mit vorheriger Einwilligung des Patienten durchgeführt werden.

Das Operationsteam ist vor einem Eingriff an HIV-positiven Patienten zu informieren. Falls größere Blutungen zu erwarten sind, empfiehlt sich das Tragen von 2 Paar Handschuhen. Das Tragen einer Schutzbrille wird in jedem Fall angeraten.

Blut- und Sekretabsauger müssen ebenso wie alle anderen kontaminierten Instrumente sicher desinfiziert, dann erst gereinigt und ggf. sterilisiert werden (Reihenfolge!).

Anästhesie, Intensivpflege

Gesichtsmasken (Mund und Nase verdeckend) sowie Schutzbrillen (Schutzschirme) sind beim Umgang mit intubierten oder hustenden Patienten erforderlich, wenn mit Blut- oder Sekretspritzern zu rechnen ist (z.B. Intubation, Endoskopie, Bronchoskopie). Im Falle einer Reanimation ist eine Mund- zu Mund-Beatmung mit direktem Kontakt zu vermeiden. Für jeden Patienten muß ein frisch aufbereitetes Sekretabsaugsystem (bzw. Einwegsystem) verwendet werden. Jeder Patient erhält frisch desinfizierte Atemschlauchsysteme.

Endoskopie

Zur Desinfektion von Endoskopen sind Konzentrationen und Einwirkzeiten von DGHM-gelisteten Instrumentendesinfektionsmitteln heranzuziehen, wie sie nachweislich zur Inaktivierung von Hepatitis-B-Viren ausreichen. Eine automatische Desinfektion und Reinigung im geschlossenen Gerät ist anzustreben. Biopsiezangen und ähnliches Instrumentarium müssen anschließend sterilisiert werden. Bei endoskopischen Untersuchungen müssen Handschuhe, bei entsprechender Kontaminationsgefahr auch Gesichtsmasken sowie Augenschutz (Schutzschirm) getragen werden.

Gerichtsmedizin, Pathologie, Anatomie

Bei Leichenöffnungen und Arbeiten mit Körperflüssigkeiten und -geweben sind stets Handschuhe und Schutzkleidung zu tragen. Es empfiehlt sich das Tragen von 2 Paar Handschuhen. Das benutzte Instrumentarium sowie die verunreinigten Oberflächen sind entsprechend zu desinfizieren. Obwohl menschliches Untersuchungsmaterial als infektiös eingestuft wird, muß Material von HIV-positiven Patienten zusätzlich gekennzeichnet werden (gelber Klebepunkt auf Begleitzettel und Probenbehälter). Die Proben sind entsprechend den Maßnahmen bei Hepatitis B zu behandeln.

Radiologie

Bei der Durchführung spezieller radiologischer Techniken (Kontrasteinlauf, Arteriographien, Enzephalographien usw.) gelten die obengenannten Hinweise für endoskopische Untersuchungen bzw. operative Maßnahmen.

Transfusionsmedizin

Die Indikation zur Transfusion ist sehr streng zu stellen. Hämodilution, Eigenblutrefusion sowie Benutzung von Autotransfusionsgeräten (Cell saver) sind zu bevorzugen.

Zusammenfassung und Schlußfolgerungen

Die UVV schreibt in § 9 einen schriftlichen Hygieneplan, dessen Geltungsbereich, die personelle Durchführung und deren Überwachung vor.

Die Erfahrung hat gezeigt, daß es sinnvoll ist, diese Art von Plänen für alle Bereiche und Einrichtungen eines Krankenhauses verbindlich zu machen.

Fachpersonal der Klinikhygiene mit Unterstützung einer Hygienekommission soll in Anlehnung an Gesetze und Richtlinien sowie in Zusammenarbeit mit dem tätigen Personal am Krankenbett patientenorientierte Richtlinien für praxisnahe Hygienemaßnahmen erstellen.

Ein Hygieneplan darf nicht nur aus Desinfektionsplänen bestehen, sondern umfaßt z.B. auch Pflegetechniken, Wiederverwendung von Pflegeutensilien usw.

Ein Hygieneordner bzw. Hygienepläne müssen dem gesamten Personal zugänglich gemacht werden. Dies kann geschehen durch Schulung, bereichsbezogene Abteilungsgespräche, Hinweise beim neu eintretenden Personal und evtl. in einer Personalzeitschrift.

Der Hygieneplan ist bei der täglichen Pflege und im besonderen bei der Anwendung von hygienischen Vorsichtsmaßnahmen wegweisend und verbindlich.

Er dient somit sowohl dem Personalschutz als auch der medizinischen Qualitätssicherung.

Literatur

1. Bühler M (1989) Erläuterungen zur Erstellung eines Hygieneplanes. Hyg Med 14: 31–33
2. Clauss G (1983) Personalinfektionen. In: Thofern E, Botzenhart K (Hrsg) Hygiene und Infektionen im Krankenhaus. Fischer, Stuttgart, 107–119
3. Glenewinkel E (1989) Isoliermaßnahmen bei übertragbaren Krankheiten – Richtlinien für den Hygieneplan. Tagungsverband Internationales Hygienesymposium. Ulm, Oktober 1989
4. Langmaack H, Ußkereit G (1988) Hygienepläne im Krankenhaus. Bundesgesundhbl 31: 303–312
5. Unfallverhütungsvorschrift (UVV) Berufsgenossenschaft VBG 103 (Febr 1983). Gesundheitsdienst vom 1.10.1982

Die Aufbereitungszentrale als Teil der geordneten Aufbereitung von Instrumenten und Geräten im Krankenhaus

H.-P. Werner

In den letzten Jahren wurden von verschiedener Seite Empfehlungen oder Regelwerke zu Teilschritten der Aufbereitung von Instrumenten und Geräten erarbeitet. Vielfach wurden nur einzelne Schritte der Aufbereitung abgehandelt, die Einbindung der Einzelkomponenten in das Gesamtkonzept aber vernachlässigt.

In den folgenden Ausführungen werden die Nachteile verschiedener Lösungsmöglichkeiten aufgezeigt, um dem Nutzer die Auswahl geeigneter Methoden zu erleichtern.

Die Nennung einzelner Firmenprodukte dient nur dem besseren Verständnis. Dies bedeutet nicht, daß keine weiteren geeigneten Präparate oder Geräte erhältlich sind. Der besseren Übersicht wegen sind in dieser Ausarbeitung Wiederholungen enthalten.

Ziele geordneter Aufbereitung

Durch eine *geordnete Aufbereitung* [14] muß die *Qualität des Endprodukts* gesichert sein. Die einzelnen Schritte sind daraufhin zu analysieren, inwieweit sie eine unmittelbare oder mittelbare Gefährdung des Personals, von Patienten und Dritten ausschließen.

Entsprechend der GMP-Philosophie (Good Manufacturing Practice), müssen auch die einzelnen Schritte der Aufbereitung derart gesichert sein, daß zufällige Spitzenwerte verbleibender mikrobieller oder chemischer Kontamination ausgeschlossen sind. Auf diese Weise ist eine *standardisierte mikrobielle Restkontamination* („Vorverkeimung" entsprechend „bio-burden") als *Voraussetzung für die Sicherheit des nachfolgenden Sterilisationsprozesses* anzustreben.

Als *gesetzliche Grundlage* für den Personalschutz und damit auch indirekt den Schutz des Patienten ist u.a. die Unfallverhütungsvorschrift zu zitieren. In der Medizingeräteverordnung (MedGV) werden Aspekte der hygienischen Sicherheit zwar nur mittelbar angesprochen, jedoch werden in § 4 ausdrücklich Angaben über die Reinigung, Desinfektion und Sterilisation *gefordert*. Es sind aber weiterhin Geräte in Betrieb, die nicht zu reinigen und zu desinfizieren sind und dadurch ein hohes Infektionsrisiko darstellen. Nur in Zusammenarbeit mit dem Arzt für Hygiene ist eine Verbesserung der Situation zu erwarten. Zusätzlich werden in den Krankenhäusern meist die einschlägigen Bestimmungen des Arzneimittelgesetzes, z.B. bei der Herstellung von Verbandsets oder der Wiederaufbereitung von Einwegartikeln, nicht ausreichend berücksichtigt [9, 13].

94

Wenn an industriell hergestellte sterile Einwegprodukte nach dem Arzneimittelgesetz entsprechende Qualitätsanforderungen gestellt werden, so erscheint es dringend geboten, auch Minimalanforderungen an die Aufbereitung im Krankenhaus zu stellen.

Die Sicherung der Qualität ist für Einwegprodukte ebenso zu fordern wie für Instrumente, welche im Krankenhaus aufbereitet werden, zumal die Gefährdung des Patienten durch beide Produktgruppen gleichhoch ist.

Die Problematik der Aufbereitung ist bei der Auswahl der Materialien und Konstruktionen zu berücksichtigen

Höchste Priorität bei der Festlegung geordneter Arbeitsabläufe ist aus ärztlicher Sicht dem Patienten- und Personalschutz einzuräumen. Sind die Maßnahmen des Kontaminationsschutzes bei der Pflege von Patienten weitgehend anerkannt, so werden sie häufig beim Umgang mit kontaminierten Instrumentarium vernachlässigt. Jede manuelle Reinigung von kontaminiertem Instrumentarium und Geräteteilen gefährdet direkt das Personal. Über die Kontamination des Personals und seiner Kleidung sind aber auch indirekt Patienten gefährdet. Daher dürfen nur unumgänglich erforderliche Reinigungen kontaminierter Instrumente nach Anlegen von Handschuhen und Schutzkleidung geduldet werden.

Vielfach sind Einwegartikel vorzuziehen. So müssen beispielsweise Blutsenkungsröhrchen aus Glas verboten werden, da bei ihrer Reinigung das Personal gefährdet ist. Aus demselben Grund sind Punktionskanülen (für Organe, Liquor, Knochenmark) durch Einwegartikel zu ersetzen. Die standardisierte Schärfe der Kanülen ist nur bei Einwegware zu garantieren. Auch ist zu empfehlen, Einwegware zu verwenden, wenn die Aufbereitung anderer Materialien erhebliche Schwierigkeiten bereitet. Beispielsweise sind Gummitücher im Stationsbereich durch undurchlässiges Einwegmaterial zu ersetzen. Derartige Überlegungen sollten aber nicht zu einem unkritischen Einsatz von Einwegmaterial verleiten. Einwegmaterial erscheint angebracht, wenn dadurch ein Risiko für das Personal ausgeschaltet und die Qualität für die Anwendung am Patienten gesichert ist.

Bei der Auswahl der Materialien ist die Eignung zur Aufbereitung in Kenntnis der vorhandenen Aufbereitungsgeräte zu berücksichtigen. So sind beispielsweise Faltenschläuche in Maschinen nur unzulänglich oder sehr aufwendig zu reinigen. Aus diesem Grund sind innen glattwandige Schläuche – auch gegen den Widerstand der Industrie – zu empfehlen. Sie haben sich bereits in vielen Krankenhäusern bewährt. Nur für ausgewählte Anwendungsbereiche sind hier Einwegmaterialien angebracht.

Von seiten der Industrie ist eine stärkere Kooperation bei der Lösung der Probleme zu fordern. Bestimmte Einzelteile, wie z.B. Ventile von Kreislaufsystemen der Beatmungsgeräte aus Aluminium, sind unsicher in Reinigungsmaschinen aufzubereiten, ohne daß sie beschädigt werden. Bei der Konstruktion von Druckmanometern ist auf die Aufbereitung nach der Anwendung an jedem Patienten Rücksicht zu nehmen.

Risiken derzeitiger Praktiken

Infektionsgefährdung des Personals

Während zunehmend Maßnahmen gefordert werden, die eine Infektion durch Blut oder Blutbestandteile bei Operationen und therapeutischem Vorgehen am Patienten verhindern, wird das Risiko einer Infektion durch blutkontaminierte Instrumente vielfach nicht beachtet. Zur Vermeidung des Risikos ist die manuelle Reinigung blutkontaminierter Instrumente, Geräteteile etc. unbedingt zu verbieten. In Operationstrakten ist häufig zu beobachten, daß Instrumentarium nach der Operation manuell gereinigt wird. Auch das Bürsten, das Durchspritzen von Kanälen und die Anwendung von Druckluftpistolen bringt die Gefahr einer Personalinfektion mit sich. Aus dem gleichen Grund dürfen auch im Stationsbereich keine kleinen Instrumente, wie z.B. Scheren, Skalpelle, Blutsenkungsröhrchen manuell gereinigt werden. Blutsenkungsröhrchen sind als Einwegware zu verwenden.

Da die *Reinigung unbedingte Voraussetzung* für eine nachfolgende Desinfektion oder Sterilisation darstellt, sind solche Entwicklungen zu fördern, die in Maschinen – also im geschlossenen System – eine gesicherte Reinigung mit nachfolgender Desinfektion ermöglichen. Ist dennoch eine manuelle Reinigung bestimmter, nicht desinfizierter Materialien unumgänglich, darf diese nur unter Einhaltung aller Maßnahmen des Personalschutzes (Gesichtsmaske, Handschuhe, flüssigkeitsundurchlässige Einwegkittel) erfolgen.

Chemische Eintauchdesinfektion

Die chemische Eintauchdesinfektion ist mit *vielfältigen Risiken und Unsicherheiten* verbunden und sollte in allen Bereichen durch eine Reinigungsdesinfektion in Maschinen, also im geschlossenen System, ersetzt werden. Da auch bei der chemischen Eintauchdesinfektion eine manuelle Vorreinigung erforderlich ist, kann die Forderung nach Personalschutz bei diesem Vorgehen nicht erfüllt werden.

Auch bietet die Auswahl an Instrumentendesinfektionsmitteln aus der VII. Liste der Deutschen Gesellschaft für Hygiene und Mikrobiologie (DGHM) keine Gewähr, daß die Präparate in der angegebenen Konzentration während der geforderten Einwirkungszeit gegen Hepatitisviren wirksam sind. Selbst bei aldehydischen Präparaten kann dieser Effekt nicht vorausgesetzt werden. Die Warnung im Vorwort der VII. Liste, wonach „zur Desinfektion bei Viruskrankheiten nicht Stellung genommen wird", bleibt meist unbeachtet. Von den ebenfalls in der VII. Liste der DGHM aufgeführten Phenolpräparaten kann diesbezüglich kein Effekt erwartet werden.

96

Die vielfach von der Industrie zur sog. „Vordesinfektion" angepriesenen Präparate sind abzulehnen, zumal sie nicht das volle Wirkungsspektrum zeigen. Der Zusatz von Reinigungsmitteln zu Instrumentendesinfektionsmitteln sollte nur nach Absprache mit dem Hersteller erfolgen. Jedoch kann auch mit diesen Reinigungsverstärkern nicht auf die manuelle Reinigung verzichtet werden. Von seiten der Instrumentenhersteller wird vor Korrosionsschäden durch zu „hohe Schmutzbelastung" gewarnt [2]. Von demselben Arbeitskreis wird die abschließende Spülung mit „sterilem, vollentsalztem Wasser" gefordert. Bei der meist praktizierten abschließenden Spülung mit Trinkwasser ist eine Rekontamination mit Pseudomonaden, Legionellen und Mykobakterien nicht auszuschließen.

In der Praxis der Eintauchdesinfektion ist häufig festzustellen, daß die Materialien nicht vollständig eingetaucht sind. In engen Kanälen kann die Wirksamkeit, meist nicht kontrollierbar, durch Luftblasen, aber auch durch geringen Austausch von aktiver Wirksubstanz, verhindert werden. Zu den genannten Risiken, welche die *chemische Eintauchdesinfektion als eine unsichere Desinfektion* ausweisen, sind weitere Risiken für Patienten und Personal aufzuzählen. Insbesondere bei den propagierten „sporiziden" sowie den hohen Konzentrationen für besonders kurze Einwirkungszeiten ist auf ausgewählten Materialien (z.B. Gummi, Kunststoffe) mit adsorbierten Restmengen in einem Ausmaß zu rechnen, das zu Schäden im Patienten führen kann. So sind beispielsweise bei Trachealtuben, Bronchoskopen und der trotz vielfacher Warnungen durchgeführten Aufbereitung von Einweggefäßkathetern Gefährdungen nicht auszuschließen.

Inhalations- und Kontakttoxizität werden zwar bei Flächendesinfektionsmitteln hervorgehoben, bleiben aber bei den wesentlich höheren Wirkstoffkonzentrationen der chemischen Eintauchdesinfektionsmittel meist unbeachtet.

Infolge der Angaben in der angloamerikanischen Literatur und irreführender Werbung wird die chemische Eintauchdesinfektion von Klinikern sogar teilweise als Sterilisation eingestuft. Ein Verfahren mit den genannten Unsicherheiten und der erforderlichen Nachspülung kann aber *keinesfalls als Sterilisationsverfahren* anerkannt werden. *Mit der chemischen Eintauchdesinfektion läßt sich die bei geordneter Aufbereitung geforderte Sicherheit nicht erzielen.*

„Naßentsorgung" in Desinfektionsmittel

Die häufig kommentarlos aufgelistete „Naßentsorgung" ist abzulehnen. Unter Praxisbedingungen kann nicht verantwortet werden, daß Container mit Instrumentarium, gefüllt mit Desinfektionsmittel, transportiert werden. Abgesehen vom ungerechtfertigten Einsatz von Desinfektionsmitteln und dem großen Gewicht, führt dieses Vorgehen zu starker Korrosion der Instrumente. Desinfektionsmittel in den Containern dürfen nicht in Reinigungs-Desinfektions-Maschinen eingebracht werden, sie würden den Programmablauf stören.

Ungeeignete Sterilisationsverfahren und -systeme

Als *ideales Sterilisationsverfahren ist die Dampfsterilisation* (Autoklavieren = Sterilisation mit gespanntem und gesättigtem Dampf) zu empfehlen [11]. Jedoch kann nur bei einem technischen Aufwand, wie er in Großgeräten in zentralen Aufbereitungseinheiten vorauszusetzen ist, die Sicherheit der Sterilität und eine materialschonende Behandlung gewährleistet werden. In Kleingeräten, insbesondere Tischgeräten, verursacht die schlechte Dampfqualität relativ starke Schäden an Metallinstrumenten. Auch bei einem kleinen Autoklaven im Operationstrakt sind aufwendige Vakuumpumpen zu fordern, die eine sichere Sterilisation einzelner Instrumente in einem Container gestatten. Die vielfach praktizierte „offene" Sterilisation ist abzulehnen. Auch bei der sog. „Blitzsterilisation" müssen die erforderlichen Betriebszeiten und übrigen Voraussetzungen (Luftentfernung, Dampftemperatur) eingehalten werden. Der Innenraum derartiger Geräte innerhalb eines Operationstraktes sollte 1 Sterilisationseinheit (STE) nicht überschreiten.

Wenn auch von einigen Chirurgen immer wieder gefordert, ist von einer „Substerilisation" zwischen Operationssälen abzuraten. Auf diese Weise werden vielfach unter Zeitdruck – bisweilen zwischen 2 Operationen – die Instrumente meist manuell gereinigt und desinfiziert, Siebe gepackt und häufig ohne Kontrolle sterilisiert. Ursache für dieses Vorgehen ist nicht selten ein Mangel an Instrumentarium. Jedoch ist diese Praxis mit der Zielsetzung einer geordneten Aufbereitung und der damit angestrebten Sicherheit nicht zu vereinbaren. Entgegen der Planung wird oft innerhalb des Operationstrakts die Ausweitung von der „Blitzsterilisation" über die „Substerilisation" bis zur vollständigen Aufbereitung der Instrumente vollzogen. Die Vorgaben des planenden Architekten, wonach der Operationstrakt nicht durch derartige Schmutzarbeiten belastet werden darf, bleiben unberücksichtigt. Im Vordergrund steht vielfach die unberechtigte Sorge um das Instrumentarium bei Übergabe an eine Zentrale.

Die Heißluftsterilisation (Sterilisation mit trockener Hitze) ist unter Praxisbedingungen als unsicheres Verfahren einzustufen. Bei den verlockend geringen Investitionskosten bleiben die Materialschäden meist unberücksichtigt. *Im Krankenhaus ist daher von der Heißluftsterilisation – auch mit Luftumwälzung – abzuraten.*

Geordnete Aufbereitung

Bei geordneter Aufbereitung sind der „kleine" und der „große" Kreislauf zu unterscheiden. Im kleinen Kreislauf werden die Instrumente und Materialien, welche anschließend wieder am Patienten zu verwenden sind (z.B. bestimmte Endoskope, Steckbecken, Waschschüsseln), innerhalb der Stationen bzw. Funktionsbereiche vollständig aufbereitet. Der Großteil der Instrumente, Anästhesiematerialien usw. gelangt im großen Kreislauf über geeignete Transportsysteme zur Aufbereitungszentrale und wird erst hier vollständig aufbereitet.

Von großer Bedeutung ist die Organisation der Transporte. Normalerweise werden die kontaminierten Materialien ohne Vorbehandlung nur kurze Zeit gelagert und zur Zentrale transportiert. Für Zeiten, in denen die Aufbereitungszentrale nicht betrieben wird, müssen dezentral Geräte vorhanden sein, in denen Instrumentarium gereinigt und desinfiziert wird, bevor es durch den Transportdienst entsorgt und der Aufbereitungszentrale zugeführt wird.

Kleiner Kreislauf

Wie bereits auf S. 95 ausgeführt, ist die chemische Eintauchdesinfektion nicht zu empfehlen. Sie ist möglichst vollständig durch eine Reinigung und Desinfektion in Maschinen zu ersetzen. Die manuelle Reinigung kontaminierter Materialien muß unbedingt verhindert werden. Daher sind beispielsweise Blutsenkungsröhrchen aus Glas durch Einwegware zu ersetzen. Anstelle von Gummitüchern sind für inkontinente Patienten undurchlässige Einwegtücher (ähnlich den Abdecktüchern im Operationssaal) zu verwenden.

Auf Normalstationen

Die vielfach noch verwendeten Steckbeckenreinigungsgeräte, bei welchen im letzten Spülgang ein Desinfektionsmittel aufgesprüht wird, sind zur Desinfektion ungeeignet. Da bei diesem Vorgehen das Steckbecken bei der Entnahme aus dem Gerät noch stark kontaminiert ist, muß eine Keimverbreitung über die Hände und die Kleidung des Personals befürchtet werden. Als Fehlentwicklung ist auch der Einbau derartiger ungeeigneter Geräte in jede Naßzelle von Patientenzimmern einzustufen. Solche Geräte sollten entfernt werden.

Pro Station ist der Einbau eines thermisch desinfizierenden Reinigungsgeräts im sog. „unreinen" Raum zu empfehlen. In diesen Geräten werden Steckbecken und Urinflaschen entleert und aufbereitet. Zusätzlich können in einem Drahtkorb kleine Instrumente gereinigt und dekontaminiert werden (Abb. 1), so daß sie ohne Risiko bis zum Abtransport zur Aufbereitungszentrale gelagert werden. Nach einwandfreier Reinigung erfolgt die Desinfektion bei Temperaturen bis zu 90°C. Durch auf die Wasserhärte abgestimmte Reinigungsmittel und Stabilisatoren müssen Ablagerungen und Materialschäden verhindert werden. Eine automatische Verriegelung gestattet das Öffnen des Gerätes erst nach vollständigem Programmablauf. Da das Beschicken des Gerätes mit kontaminierten Händen erfolgt, ist eine Bedienung durch Fuß- oder Knieschalter zu fordern. Mit geeigneten Indikatoren ist regelmäßig die Reinigungs- und Desinfektionswirkung zu prüfen [14]. Temperaturindikatoren, wie z.B. Browne-Röhrchen, sind für eine solche Verfahrensprüfung nicht hinreichend aussagekräftig. Nach anfänglich emotionaler Abwehrhaltung des Personals gegenüber diesen Reinigungs-Desinfektions-Geräten, in welchen Steckbecken entleert und danach kleine Instrumente exponiert werden, ist nunmehr das System voll akzeptiert – schließlich wird auch die gesamte Wäsche in einer Maschine gewaschen.

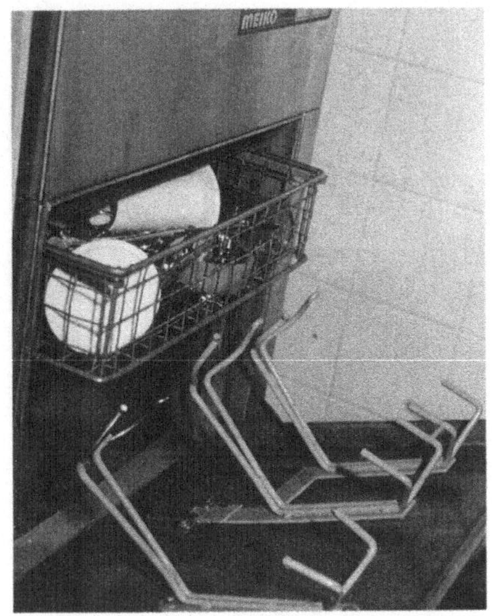

Abb. 1. Thermisch desinfizierendes
Reinigungsgerät für Steckbecken und
Urinflaschen. In dem Drahtkorb werden kleine
Instrumente reinigend desinfiziert, so daß sie
bis zum Abtransport in die Aufbereitungs-
zentrale gefahrlos gelagert werden können

In Funktionsbereichen

In einigen Funktionsbereichen (z.B. Intensivtherapiestationen, Operationstrakt),
in welchen größere Mengen Instrumentarium außerhalb der Betriebszeiten der
Aufbereitungszentrale anfallen, kann der Einbau von Reinigungs-Desinfektions-
Geräten (s. unten) vorteilhaft sein. Ist die Aufbereitungszentrale in der Nähe des
Operationstraktes angeordnet, sollte außerhalb der Betriebszeiten in der Zentrale
in einem Kleingerät die Reinigungsdesinfektion durchgeführt werden.

Flexible Endoskope werden hingegen im kleinen Kreislauf innerhalb des Funk-
tionsbereichs aufbereitet. In einem Aufbereitungsraum, zweckmäßig mehreren
Endoskopieräumen zugeordnet, ist ein spezielles Reinigungs-Desinfektions-Gerät
(s. S. 101) einzubauen.

Thermische Reinigungs-Desinfektions-Geräte

In Reinigungs-Desinfektions-Geräten erfolgt die Reinigung und die Desinfektion
in einem „geschlossenen System". Daher kann zuerst die Reinigung – also ohne
Gefährdung des Personals oder Kontamination der Umgebung – und anschließend
die Desinfektion der nunmehr sauberen Materialien erfolgen. Die sichere Reinigung ist Vorbedingung der Desinfektion.

Die höchste Sicherheit ist mit thermischen Desinfektionsverfahren zu erzielen.
Nur bei Kontamination mit bestimmten Krankheitserregern, z.B. Tuberkuloserre-
gern, ist auch die ablaufende Waschflotte zu desinfizieren. Bei den üblichen
Reinigungs-Desinfektions-Vorgängen ist nur eine Desinfektion des aufzubereiten-
den Materials, nicht jedoch der Waschflotte, zu fordern. Um eine kontaminations-
freie Bedienung zu ermöglichen, sind bei einseitig zu bedienenden Reinigungs-
Desinfektions-Anlagen Fuß- oder Knietasten zum Öffnen und Schließen zu
fordern (Abb. 2 und 3). Aus demselben Grund sind automatische Programme zu
fordern, so daß eine Bedienung mit kontaminierten Händen ausgeschlossen ist.
Automatische Störmeldungen bei Änderung wesentlicher Faktoren, wie z.B. Was-

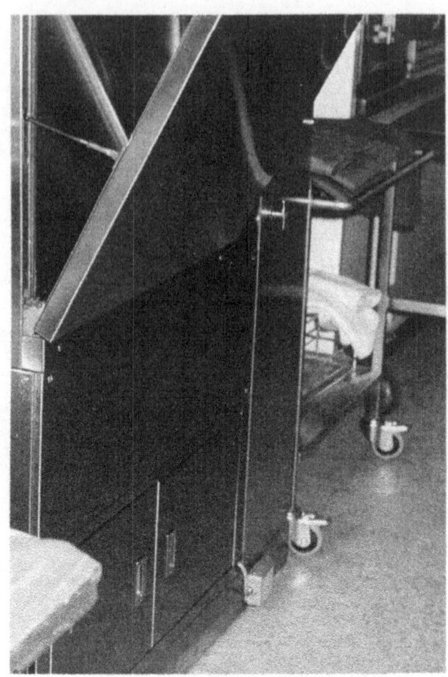

Abb. 2. Thermisches Reinigungs-Desinfektions-Gerät zur kontaminationsfreien Bedienung mit Fußschalter

serdruck, Wassermenge, Wassertemperatur, Stromleistung, würden entscheidend zur Absicherung der Verfahren beitragen.

Bei der Auswahl geeigneter Geräte sind die vom Bundesgesundheitsamt (BGA) entsprechend der 10. Liste geprüften und anerkannten Desinfektionsverfahren mit einer Desinfektionstemperatur von 93 °C bei einer Einwirkzeit von 10 min zu bevorzugen. Vor der Anschaffung anderer Fabrikate sind Prüfberichte anzufordern, welche die einwandfreie Wirksamkeit unter Praxisbedingungen belegen. Reinigungs-Desinfektions-Geräte für Steckbecken oder für Endoskopie sind nicht in der BGA-Liste enthalten. Die Aufnahme der Geräte bzw. Verfahren in die BGA-Liste basiert auf Prüfungen, in welchen die Desinfektion mit Testkeimen nachgewiesen wurde. Insbesondere bei Einsatz solcher Geräte für die vollständige Aufbereitung, also für die nachfolgende Anwendung am Patienten, muß aber nicht nur eine sichere Desinfektion gefordert werden, sondern auch die *Rekontamination durch das letzte Spülwasser ausgeschlossen sein.*

Aus zahlreichen Kontrolluntersuchungen ist das hohe Risiko der Rekontamination mit Pseudomonaden über Spülwasser bekannt. Der häufige Nachweis von Legionellen [7, 9] und Mykobakterien in Trinkwasser sollte Anlaß für Konstruktions- und Verfahrensänderungen sowie vermehrte Kontrollen sein. Eine Gefährdung von Patienten ist insbesondere bei terminaler Aufbereitung von Trachealtuben, Narkoseschläuchen, Bronchoskopen und Behältern von Inhalationsgeräten nicht auszuschließen.

Die Überprüfung von Reinigungs-Desinfektions-Geräten ist mindestens in halbjährlichen Abständen zu fordern, wobei sich die quantitative Prüfung der Reinigung und der Desinfektion bewährt hat [13]. Leider fehlen bislang geeignete Industrieprodukte für die Selbstkontrolle.

Endoskopdesinfektion

In zahlreichen Publikationen wurde über gehäufte Infektionen durch Endoskope im Rahmen von Ausbrüchen berichtet [14]. Keine Daten liegen jedoch über die Anzahl sporadischer Einzelinfektionen vor, zumal prospektive Analysen fehlen. *Die häufig vorgebrachte Behauptung, es seien keine Infektionen „beobachtet" worden, kann insbesondere bei Erkrankungen mit langer Inkubationszeit nicht akzeptiert werden.*

Aus vielen Untersuchungen von Endoskopen, die nach der Aufbereitung für die Anwendung am Patienten bereitstanden, ist die häufige bakterielle Kontamination bekannt. Der Nachweis von Enterobakterien, Enterokokken und Sproßpilzen stellt einen Indikator dafür dar, daß über dasselbe Endoskop eine Übertragung von Viren aus dem Blut (Hepatitis Non A/Non B, HIV) nicht sicher unterbunden ist.

Jegliches Instrumentarium für therapeutische, diagnostische und pflegerische Maßnahmen muß jeweils zwischen 2 Anwendungen am Patienten einwandfrei aufbereitet werden mit dem Ziel, eine Verbreitung von Mikroorganismen des vorherigen Patienten sicher zu verhindern. *Von dieser Prämisse ärztlichen Handelns sind auch Endoskope nicht auszuschließen.* Das zunehmende Risiko einer Übertragung von HIV, aber auch weiterhin von Erregern der Hepatitis B sowie Non A/Non B, unterstreicht die Bedeutung.

Ein Großteil der derzeit noch in Krankenhäusern und ärztlichen Praxen eingesetzten Endoskope ist aber nicht sicher aufzubereiten, da die optischen Teile mit den Anschlüssen nicht naß desinfizierbar sind. Daher fordert der Arbeitskreis für Krankenhaushygiene, unterstützt durch Fachgesellschaften, die *ausschließliche Verwendung von Endoskopen, die vollständig zu reinigen und zu desinfizieren sind.* Nur wasserfeste Endoskope, deren Ventile entfernt werden können, sind einschließlich Okular und Konnektionsstellen desinfizierbar. Die Anwendung von Geräten, die diese Forderung nicht erfüllen, ist bei heutiger Kenntnis der durch Blut übertragenen Erkrankungen nicht mehr vertretbar [1].

Der Arbeitskreis für Krankenhaushygiene fordert die Entwicklung von Maschinen bzw. Verfahren, welche die folgenden Anforderungen im geschlossenen System erfüllen:

1. Automatische Prüfung der Dichtigkeit der Endoskope
2. Automatische Prüfung der Durchgängigkeit der Kanäle und standardisierte Reinigung und Desinfektion durch Einhaltung der vorgegebenen Durchflußmengen (pro Phase) und des Spüldrucks
3. Exakte Dosierung der Reinigungs- und Desinfektionsmittelzusätze
4. Kontrolle der vorgegebenen Temperaturbereiche
5. Abschließende Spülung nach der Desinfektion mit Wasser, das sicher frei ist von fakultativen Krankheitserregern wie Pseudomonaden, Legionellen, Mykobakterien
6. Trocknung innerhalb des geschlossenen Systems

Da die Wirksamkeit der Reinigung und Desinfektion v.a. durch diese Faktoren bestimmt wird, sind für den Ablauf des Programms technische Sicherungen zu fordern, die bei Abweichungen von den vorgegebenen Werten den Ablauf blockieren und Störmeldung geben.

Diesen Forderungen entspricht der Endomat 2001 (Fa. Wintrich GmbH, Bensheim). In dem als Toplader konstruierten Gerät werden Endoskope verschiedener Hersteller vollautomatisch aufbereitet. Es entfällt jegliche Vorreinigung der Kanäle und Prüfung der Durchgängigkeit. Zur Bedienung des Geräts ist ein Berühren mit den in diesem Arbeitsstadium kontaminierten Händen nicht erforderlich (Abb. 3 und 4). Nach der Reinigung erfolgt die Desinfektion entweder mit einem Präparat auf Basis eines Peressigsäure-Wasserstoffperoxyd-Gemisches [10] oder mit Glutardialdehyd in einem materialschonenden Temperaturbereich zwischen 40 und 42 °C. Da das letzte Spülwasser erst nach thermischer Desinfektion gekühlt eingesetzt wird, ist auch eine Rekontamination mit relativ thermoresistenten Mikroorganismen, wie Legionellen und Mykobakterien, ausgeschlossen.

In dem Endo Thermo Desinfector (ETD; Fa. Olympus, Hamburg) werden die Endoskope nach Reinigung bei 59 °C mit einem Präparat auf Basis von Glutardialdehyd chemisch desinfiziert; die Bezeichnung „Thermo Desinfector" ist irrefüh-

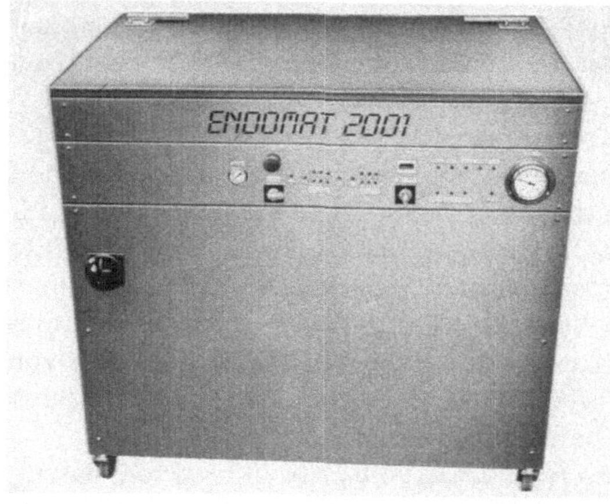

Abb. 3. Reinigungs- und Desinfektionsanlage für Endoskope zur kontaminationsfreien Bedienung mittels Knieschalter

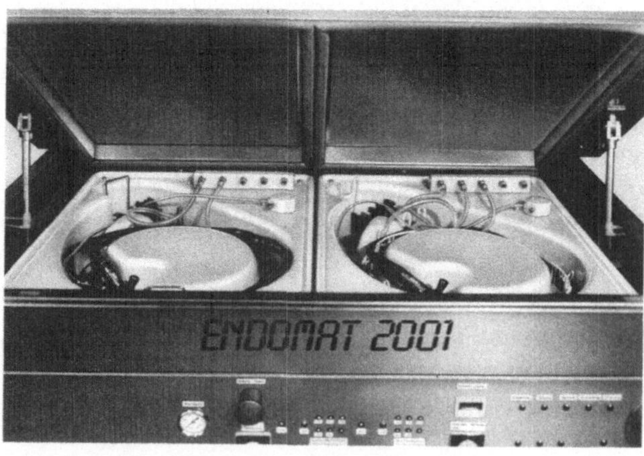

Abb. 4. Aufnahmemulden für 2 Endoskope in der Reinigungs-Desinfektions-Anlage

rend. Unbedingte Voraussetzung vor einer Aufbereitung in diesem Gerät ist die manuelle Vorreinigung der Endoskope sofort nach der Untersuchung des Patienten. Danach muß man sich mit großer Sorgfalt über die Durchgängigkeit aller Kanäle vergewissern, bevor das Endoskop im ETD gewaschen und desinfiziert wird [5]. Bei diesen manuellen Arbeiten besteht die Gefahr der Kontamination des Personals und der Umgebung. Die Sicherheit der Aufbereitung hängt u.a. entscheidend von den geforderten manuellen Vorarbeiten ab und ist daher nicht standardisierbar. Auch ist bei diesem Verfahren eine Rekontamination mit Legionellen oder Mykobakterien aus dem Spülwasser nicht auszuschließen.

Für jeden Patienten sind sicher aufbereitete Endoskope und steriles Zubehör (z.B. Zangen, Schlingen) zu verwenden. Wasserflaschen und Anschlußschläuche zur Spülung der Optik sind täglich zu sterilisieren. Die Wasserflasche darf nur mit sterilem Wasser gefüllt werden. Sind operative Eingriffe während der Endokospie vorgesehen, so müssen eine sterile Wasserflasche, sterile Zuleitungen und steriles Wasser angewandt werden.

Ver- und Entsorgung im großen Kreislauf

Von entscheidender Bedeutung für das Funktionieren des großen Kreislaufs ist die Organisation der Ver- und Entsorgung der Funktionsbereiche und Normalstationen. Durch abgestimmte Zeitpläne muß erreicht werden, daß die Arbeiten in der Zentrale kontinuierlich ablaufen und nicht durch Sonderwünsche einzelner Nutzer gestört werden. *Die Aufbereitungszentrale stellt eine eigene Funktionseinheit dar*, ein klagloser und v.a. wirtschaftlicher Betrieb ist nur möglich, wenn die Großgeräte (Reinigungs-Desinfektions-Maschinen, Autoklaven) vollständig ausgelastet nach einem durch die Zentrale vorgegebenen Rhythmus – natürlich abgestimmt auf den Ablauf in den Funktionsbereichen – betrieben werden. Die größte Störung der geordneten Aufbereitung bedeutet das einzeln abgelieferte Instrument, „welches dringend wiederaufbereitet werden muß". Ist es in der Folge notwendig, einen Großautoklaven nur wegen dieses kleinen Sterilisierguts zu betreiben, so stört dieses unwirtschaftliche Vorgehen den Rhythmus aller Arbeitsgänge. Dies führt zu Verzögerungen im gesamten Tagesprogramm.

Vorrangig sind die Instrumente und Anästhesiematerialien aus den Operationstrakten, zweckmäßig 3mal am Tag, zu entsorgen. In den übrigen Zeiten werden die anderen Funktionsbereiche und Normalstationen ver- und entsorgt.

Je nach Anordnung der Aufbereitungszentrale kann eine Trennung reiner Ab- und unreiner Antransportwege sinnvoll sein, ist jedoch nicht unbedingt erforderlich. Aus krankenhaushygienischer Sicht gibt es kein Argument, das eine Nutzung derselben Vertikal- und Horizontalverbindungen mit reiner und unreiner Ware verbieten würde. In jedem Fall ist die Verpackung dafür entscheidend, ob der Transport von reinem oder unreinem Material überhaupt zulässig ist. Ist infolge insuffizienter Verpackung eine Keimverbreitung auf dem Transportweg zu befürchten, darf der Transport auch nicht auf „unreinen" Wegen gestattet werden.

Kontaminierte, blutbeschmutzte Instrumente und Anästhesiematerialien werden in Metallbehältern mit Deckel transportiert. Die häufig propagierte „Naßentsor-

104

gung" in Desinfektionsmittel ist abzulehnen. Jede Vorreinigung oder Desinfektion hat vor dem Transport zur Aufbereitungszentrale zu unterbleiben. Ausnahme von dieser Regel sind allenfalls kleine Instrumente, die dezentral in Geräten außerhalb der Betriebszeiten der Zentrale gereinigt und desinfiziert werden (s. S. 98). Die kontaminierten Instrumente werden in denselben Containern wie für die Sterilversorgung transportiert. Eine Trennung der Container in solche für die Ver- und Entsorgung ist wegen der doppelten Investitions- und Aufbereitungskosten abzulehnen. Anästhesiematerialien, Teile der Beatmungsgeräte und Absauggeräte usw. werden in Metallbehältern entsorgt (Abb. 5). In diesen großen Metallbehältern werden auch die Instrumente von den Normalstationen eingesammelt. Für den Transport innerhalb des großen Kreislaufs haben sich Regalwagen bewährt, die mit den Containern autoklaviert werden. Bei der Auswahl der Regalwagen ist zwischen Stationsversorgungs- und Operationstraktregalwagen zu unterscheiden (Abb. 6). Das Gewicht der Regalwagen sollte möglichst gering gehalten werden. Stationsversorgungswagen sind allseitig geschlossen (auf einer Seite mit Türen, die während der Sterilisation auf die Seitenwände umgeklappt werden). Operationstraktregalwagen sind nur mit einer oberen und unteren Metallplatte abgedeckt. Für die Versorgung von Operationseinheiten und Intensivtherapiestationen mit Anästhesie- und Beatmungsmaterialien sind spezielle Regalwagen (Abb. 7) zu empfehlen. Operationstrakt- und Anästhesieregalwagen verbleiben im Sterilbereich bzw. Einleitungsraum in der Operationseinheit. Auf diese Weise entfällt im Operationstrakt das Umsortieren der Container von Transportwagen in festmontierte Regale. Es sind lediglich Stellflächen für die Regalwagen einzuplanen. Bezüglich der Kontrolle bei der Übernahme der Regalwagen in den Operationstrakt s. S. 112.

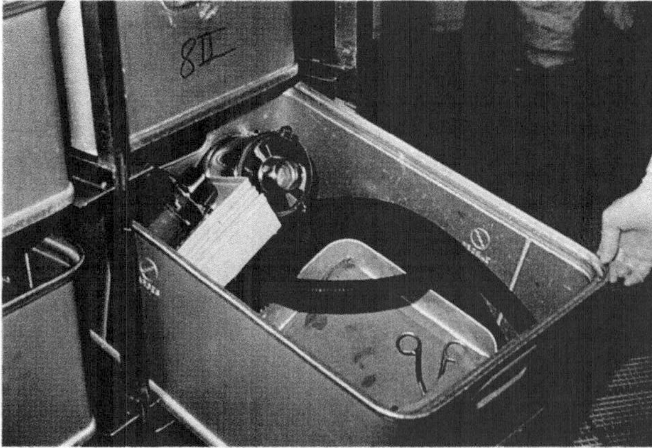

Abb. 5. Metallbehälter für den Transport kontaminierter Anästhesiematerialien

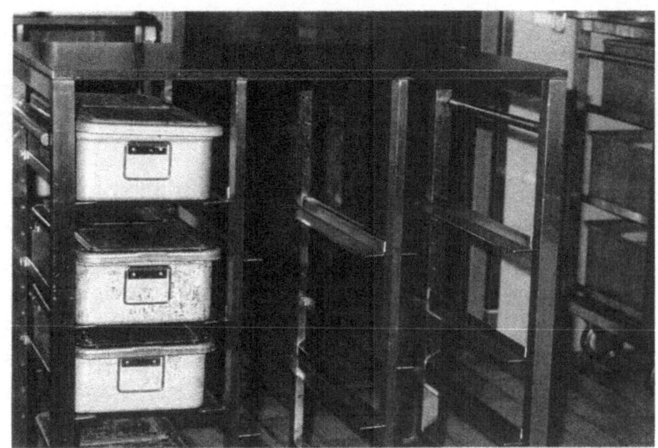

Abb. 6. Operationstraktregalwagen für die Ver- und Entsorgung von Sterilcontainern

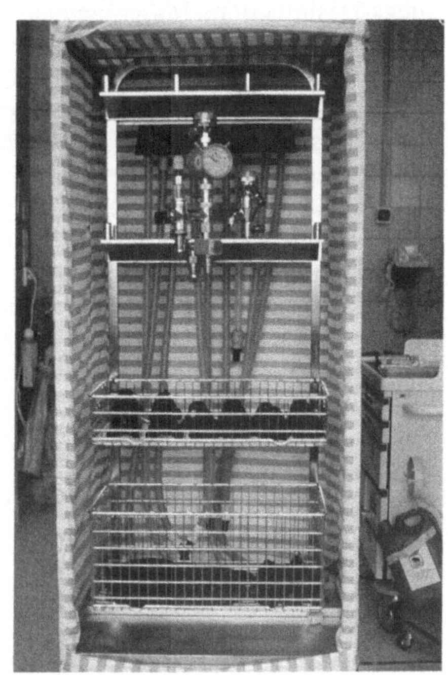

Abb. 7. Anästhesieregalwagen mit geöffneter, desinfizierend gewaschener Kappe

Aufbereitungszentrale

Lange Zeit wurde zwischen Substerilisation, Instrumentensterilisation und Wäschesterilisation unterschieden; zusätzlich propagierten einige Gerätehersteller das Anästhesiepflegezentrum innerhalb des Operationstraktes. Auf diese Weise wurden viele Kleingeräte ohne besondere Aufsicht betrieben, der wirtschaftliche Einsatz von Großgeräten war nicht möglich.

In einer Aufbereitungszentrale hingegen werden Großgeräte (Reinigungs-Desinfektions-Maschinen, Autoklaven) optimal ausgelastet. Hier erst sind die Forderungen des Arbeitsschutzes realisierbar. Nur bei Betrieb von Großgeräten ist die eingesetzte Energie optimal nutzbar, Wärmerückgewinnungssysteme werden rentabel. In einer Aufbereitungszentrale sind die Arbeitsabläufe standardisierbar. Durch regelmäßige Kontrolle kann die erforderliche Sicherheit gewährleistet werden.

Die Materialien und Instrumente werden kontaminiert und verschmutzt angeliefert, jegliche Vorreinigung an dezentraler Stelle entfällt. Von der Aufbereitungszentrale werden die Normalstationen, Funktionsbereiche und Operationstrakte mit desinfizierten und sterilen Artikeln (Setverpackungen, Instrumentarium, Anästhesiematerial, Teile der Beatmungsgeräte usw.) versorgt.

Um einen reibungslosen Ablauf zu ermöglichen, ist es erforderlich, die Materialien auf die Art der Aufbereitung abzustimmen. Anstelle von Faltenschläuchen (von Narkose- und Beatmungsgeräten usw.) sind unbedingt innen glattwandige Schläuche anzuschaffen. Manche Plastikarten sind nicht für die Bügel in Reinigungs-Desinfektions-Maschinen geeignet; infolge des hohen Reibungswiderstandes können sie nicht aufgesteckt werden. Bei der Auswahl der Instrumente ist zu berücksichtigen, daß sich unterschiedliche Metalle und Legierungen während des Waschprozesses gegenseitig schädigen können.

Die Wäsche muß bereits in der Wäscherei funktionsgerecht gefaltet und in geschlossenen Wäschewagen zur Aufbereitungszentrale geliefert werden. Auf diese Weise wird ein weiteres Falten mit hohem Arbeitsaufwand ausgeschlossen.

Wie bereits mehrfach hervorgehoben, *erfolgt in der Aufbereitungszentrale die komplette Aufbereitung.* Infolge der taktweisen Bearbeitung, d.h. alle Materialien einer Klinik oder eines Bereiches werden gemeinsam reinigend desinfiziert, kontrolliert verpackt und sterilisiert, ist die oft vorgebrachte Sorge des Vermischens von Teilen verschiedener Bereiche unbegründet.

Nur in regelmäßigen Besprechungen zu festgelegten Terminen zwischen den Nutzern und den Mitarbeitern der Aufbereitungszentrale kann das Verständnis um die Zusammenhänge erreicht und die Organisation im Interesse aller Beteiligten verbessert werden. *Auf diese Weise sind auch die Mitarbeiter für ihre verantwortungsvolle Arbeit zu motivieren.*

Mit dem Ziel, die Sicherheit beim Einsatz von medizinischen Geräten auch im Stationsbereich zu erhöhen, aber auch wegen der besseren Auslastung dieser Geräte, ist zu empfehlen, Inhalationsgeräte, Absauggeräte u.a. in einer der Aufbereitungszentrale zugeordneten Gerätezentrale zu warten und mit sterilem Material ausgestattet zu lagern. Auf diese Weise wird verhindert, daß Geräte häufig ungenutzt in mangelhaftem Zustand auf verschiedenen Stationen in großer Zahl lagern.

Eine Gassterilisation sollte zwar organisatorisch der Aufbereitungszentrale zugeordnet werden, aus Gründen des Arbeitsschutzes ist aber die Anlage in einem anderen Raum unterzubringen. Über eine Signalanzeige kann der Sterilisationsablauf in der Zentrale kontrolliert werden.

Funktionsabläufe

In der Aufbereitungszentrale sind die *unreine Zone,* die *Packzone* sowie die *Sterilgutzone* zu unterscheiden. Alle Zonen sind zweckmäßig durch Trennwände bzw. Schleusen voneinander zu trennen. Grundrisse von Aufbereitungszentralen, in denen die hier dargelegten Funktionsabläufe realisiert sind, wurden von verschiedenen Autoren [4, 6] publiziert. Da in der unreinen Zone mit infektiösem Material gearbeitet wird und in die Packzone nur sicher desinfiziertes Material gelangen darf, ist zumindest eine funktionelle Trennung einzuhalten.

Bei Arbeiten in der *unreinen Zone* müssen alle Maßnahmen des Personalschutzes (Haube, Gesichtsmaske, Handschuhe, flüssigkeitsundurchlässige Kittel) eingehalten werden (Abb. 8). Die auf Sieben in den Containern angelieferten Instrumente müssen kontrolliert werden. Kleinmaterialien sind in geeignete Körbe abzulegen, Scheren sind zu öffnen, Schläuche sind auf die Holme der Einschubwagen aufzustecken usw.

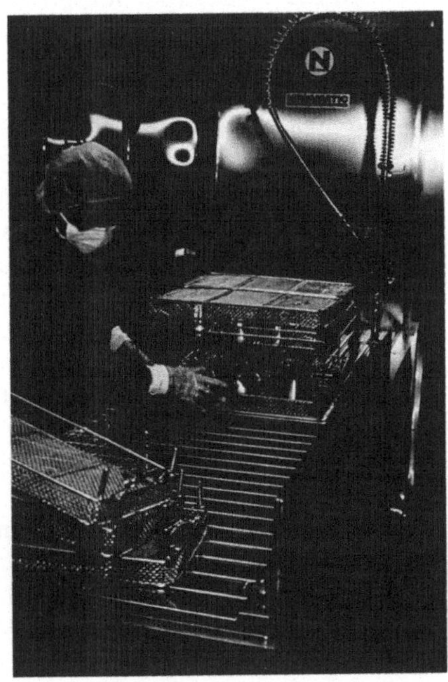

Abb. 8. Schutzmaßnahmen des Personals in der unreinen Zone der Aufbereitungszentrale

Alle Materialien gelangen über die Reinigungs-Desinfektions-Anlage in die *Packzone.* Auch alle Container mit Deckel werden in der Reinigungs-Desinfektions-Anlage behandelt. Nach jedem Durchgang sind neue Einwegfilter-Anlagen einzusetzen. Die Regalwagen werden nach Reinigung und Desinfektion (Wischdesinfektion) eingeschleust. Die bereits in der Wäscherei funktionsgerecht gefaltete Wäsche wird in geschlossenen Wäschewagen angeliefert. Um unwirtschaftliche Arbeiten zu vermeiden, ist der Ankauf handelsüblicher Tupfer zu empfehlen. Wegen der häufig starken Verschmutzung und Belastung mit Flusen sind Bauchtücher als Einwegware einzusetzen. In der Packzone werden die Instrumente und Geräteteile überprüft. Nach Anleitungen mit Bildern sind die Container zu beschikken. In jeden Container wird ein Packschein mit physikalisch-chemischem Sterilisationsindikator (s. S. 112) eingelegt. Mit dem Ziel den Verpackungsaufwand zu zu reduzieren, werden die Operationstraktregalwagen (Abb. 6) beschickt mit den Containern (pro Operationssaal funktionsgerecht geordnet) mit 2 Kappen aus hitzebeständigem Stoff vor der Sterilisation verpackt.

Bei den meisten Materialien für die Anästhesie und Intensivtherapie ist die in der Reinigungs-Desinfektions-Anlage erreichte Desinfektion und Trocknung ausreichend. Die Schläuche und Geräteteile werden in der Packzone übersichtlich in die Anästhesieregalwagen eingeordnet. Nach Überziehen der desinfizierend gewaschenen Kappe gelangen diese Regalwagen aus der Packzone in die Einleitungsräume der Operationssäle bzw. in die Intensivtherapiestationen. Anästhesie- und Intensivtherapiematerialien, die längere Zeit in Einzelverpackungen bei den Nutzern gelagert werden, sind einzeln in Papier-Klarsicht-Verpackungen oder Tüchern in einem 105 °C-Desinfektionsprogramm vor der Auslieferung zu behandeln.

Instrumenten- und Verbandsets für die Stationen werden in einfachen Papier-Klarsicht-Verpackungen in den Körben der Regalwagen für die Stationsversorgung autoklaviert. Metallcontainer sind für diesen Zweck wegen der hohen Investitions- und Aufbereitungskosten nicht zu empfehlen. Für die Regalwagen zur Stationsversorgung sind keine Kappen erforderlich.

Die Fläche der Sterilgutzone ist nur als Stauraum bis zum Abtransport des Sterilgutes zu den Nutzern zu bemessen. Eine Lagerung sollte jeweils dezentral in den Funktionsbereichen erfolgen. Nur bei direktem Zugang aus dem Operationstrakt ist zu unterstützen, daß in der Sterilgutzone die sterilen Container für diesen Funktionsbereich gelagert werden. Durchreicheschränke für die Stationsversorgung sind nur in kleinen Krankenhäusern sinnvoll, in denen die Transporte nicht durch bestimmtes Personal oder Mitarbeiter der Aufbereitungszentrale geregelt sind.

Reinigungs-Desinfektions-Anlagen
Die Erfahrung hat gezeigt, daß in automatisch reinigenden und desinfizierenden Instrumentenwaschmaschinen nach dem Stand der Technik eine ausreichende Reinigung auch stark verschmutzter Instrumente und Anästhesiematerialien zu erreichen ist. Durch eine regelmäßige Entsorgung der Instrumente in Containern mit Deckel (die Filtereinlagen in den Deckeln sind ausreichend) bzw. Anästhesiematerialien in Metallkästen mit Deckel, ist eine Antrocknung zu verhindern. Wie bereits auf S. 96 erwähnt, ist eine „Naßentsorgung" nicht zu empfehlen, der Eintrag von Desinfektionsmittel kann das Maschinenprogramm stören.

In Reinigungs-Desinfektions-Maschinen erfolgt nach der Vor- und Hauptreinigung eine thermische Desinfektion (ca. 93 °C) sowie anschließende Trocknung. In stationären Anlagen laufen diese Takte hintereinander in derselben Kammer ab. Taktanlagen mit mehreren Kammern erlauben einen höheren Durchsatz an Material.

Durch Nutzung eines Teilstromes aufgeheizten Wassers in Gegenrichtung zum Instrumentendurchlauf und Anschluß an eine Wärmerückgewinnung werden in Taktanlagen die Betriebskosten stark reduziert. Diese Aussage trifft selbstverständlich nur für eine volle Auslastung zu. Für die Aufbereitung einzelner Materialien oder empfindlicher Instrumente ist daher zusätzlich ein kleines stationäres Reinigungs-Desinfektions-Gerät mit Trocknung erforderlich.

Die Taktzeiten einer Reinigungs-Desinfektions-Anlage werden durch die Trocknung von Schlauchmaterial vorgegeben. Um den Durchsatz zu optimieren, ist der Einbau von 2 Trockenkammern zu empfehlen. Bandreinigungsanlagen sind wegen des Risikos einer Rekontamination für diesen Einsatzbereich ungeeignet.

Container und Verpackungen
Material und Konstruktion der Container sind auf die Organisation der geordneten Aufbereitung und insbesondere auf das Dampfsterilisationsverfahren abzustimmen. Die Vielfalt der Konstruktionen ist aus DIN 58946, Teil 5, ersichtlich. Bei Reklamationen der Nutzer wegen unzureichender Sterilisation oder Wasseransammlungen in den Containern wird von der Industrie meist auf diese DIN verwiesen. Unabhängig von derartigen Festlegungen durch die Industrie sind die folgenden Anforderungen bei der Auswahl der Container zu berücksichtigen.

Die Trennung in Ver- und Entsorgungscontainer ist abzulehnen. Sie führt zu hohen Investitionskosten, erhöhtem Transportaufwand und gesteigerten Aufbereitungskosten. Daher sind ausschließlich Container mit geschlossenem Boden einzusetzen. Vorteilhaft ist auch die größere Masse zur Wärmespeicherung und die größere Wärmeaustauschfläche solcher Konstruktionen. Mit großflächigen Filtereinlagen ausgestattete Deckel ermöglichen den gleichmäßigen Luft- und Dampfaustausch über die gesamte Fläche und insbesondere einen Dampfaustritt nach der Sterilisation [3]. Um die Einwegfiltereinlagen vor jeder Reinigung einfach zu entfernen und in der Packzone leicht zu montieren, sind bedienungsfreundliche Filterrahmen zu fordern. Konstruktionsteile und Verschlüsse, welche nur schwierig zu reinigen sind, müssen vermieden werden. Konstruktionen mit Metallabdeckungen über die Filterfläche, propagiert für eine Exposition unter der Dusche, sind abzulehnen. Dadurch wird die Reinigung erschwert, bei einzelnen Typen ist auch mit einem erschwerten Luft-Dampf-Austausch zu rechnen. Ein „Einregnen" der Container muß vielmehr durch optimierte Sterilisationsprogramme verhindert werden. Bei Ventilcontainern sind zwar keine Filtereinlagen erforderlich, jedoch sind sie nur mit besonderem Aufwand zu reinigen. Akzidentelle Schäden der Ventile sind nur schwer zu erkennen. Nachteilig ist weiterhin, daß sie nach der Sterilisation bei Normaldruck verschlossen sind, wodurch ein Abdampfen von Restfeuchte unmöglich wird.

Aufgrund der rascheren Energieübertragung zum Kondensat sind Aluminiumcontainer den Edelstahlbehältern vorzuziehen. Vorteilhaft ist auch das geringere Gewicht von Aluminium. Die Materialschädigung von Aluminium durch Desinfektionsmittel ist unerheblich, wenn die Naßentsorgung untersagt wird. Allerdings muß das Programm in der Reinigungs-Desinfektions-Anlage auf Aluminiumcontainer abgestimmt werden.

Vom Arbeitskreis Instrumentenaufbereitung [2] wird eine doppelte Lage von Einschlagtüchern in den Container empfohlen. Da diese Tücher das Kondensat aufsaugen und die Wärmeleitung vom Containerboden hemmen, kann dieser Empfehlung nicht zugestimmt werden.

Es ist unbedingt zu empfehlen, bei Ersatz und Neubeschaffung von Autoklaven, sowie bei Programmänderungen die Container als Vorgabe mit den Herstellern der Autoklaven abzustimmen, so daß die Verfahren und Programme (s. unten) darauf ausgerichtet werden. In Ausschreibungen sollten diese Forderungen klar definiert werden; lediglich der Hinweis auf Normen ist meist von Nachteil für den Nutzer.

Als Verpackungsmaterial für Einzelteile und Sets, insbesondere für die Stationsversorgung, sind ausschließlich Papier-Klarsicht-Verpackungen zu empfehlen. Sie sind für die Sterilisation im Autoklaven und mittels Ethylenoxid geeignet. Bei der Auswahl von Handelsprodukten muß auf die einschlägigen Prüfzertifikate nach DIN geachtet werden. Die Sets müssen funktionsgerecht gepackt werden, so daß eine aseptische Anwendung möglich ist. Preßformen für Kleinteile können vorteilhaft sein. Nicht immer nachvollziehbar ist aber die von verschiedener Seite erhobene Forderung nach doppelter Verpackung der einzelnen Sets.

Autoklaven

Aus den Ausführungen geht hervor, daß *die Sterilisation nur einen Teilschritt der gesamten Aufbereitung* darstellt. Auch wurden die vielfältigen Abhängigkeiten von den Materialien, der Reinigungsdesinfektion, den Verpackungen und dem Transportsystem mit der Sterilisation bzw. dem Verfahren und Programm deutlich. In einer Aufbereitungszentrale ist der Einbau von mindestens einem bodengleichen Autoklaven zur Beschickung mit Regalwagen zu empfehlen. Die Ausschreibungsunterlagen sollten bereits die Forderung enthalten, daß die Anbieter die Art der Dampfversorgung analysieren müssen und ihr Angebot darauf abstimmen. Vielfach wurden Unzulänglichkeiten während des Betriebes auf unzureichende Dampfversorgung zurückgeführt und diese dem Nutzer angelastet. Auch sollen nur Mischprogramme für Instrumente und Wäsche gefordert werden, zumal bei großen Innenräumen in der Praxis Beschickungen nur mit Instrumenten oder nur mit Wäsche nicht vorkommen. Wie bereits im vorigen Abschnitt betont, sind auch Konstruktion und Material der Container zu beachten. Der Vorteil großer Beschickungskammern ist v.a. ihr wirtschaftlicher Energieeinsatz, wobei die volle Auslastung vorausgesetzt wird. Infolge des hohen Durchsatzes pro Charge können auch lange Programme mit hoher Sicherheit eingehalten werden. Wegen der Sicherheit der Sterilisation und auch der Materialschonung ist *ausschließlich ein Mischprogramm bei 121 °C* (nicht bei 134 °C) zu empfehlen.

Aus zahlreichen Krankenhäusern ist bekannt, daß starke Wasseransammlungen infolge der *Kondensation in Instrumentencontainern* üblich sind. Vielfach werden deswegen die Autoklaven nur zur Hälfte beschickt. Darauf sind auch Containerkonstruktionen (s. oben) zurückzuführen, welche „unter der Dusche" trocken bleiben. Die Bildung von Wasserstellen in Containern führt nicht nur zu Materialschäden an Instrumenten, sie kann auch die Ursache von Unsterilität sein. Diese zu großen Kondensatmengen fallen in der Phase vor oder zu Beginn der Sterilisierzeit an. Instrumente in diesen Wasserstellen ereichen nur verzögert die Sterilisiertemperatur. Durch die Nachtrocknung wird diese Problematik „geschönt". Da biologische oder physikalisch-chemische Sterilisationsindikatoren meist nicht in den Wasserstellen exponiert sind, ist ihr Resultat nur von eingeschränkter Aussagekraft. Es sind daher Programme mit Vorkonditionierung des Beschickungsgutes zu fordern, wodurch eine unvertretbare Kondensatmenge ausgeschlossen wird. Derartige Programme sind vielfach eingerichtet, sie müssen trotz des Widerstandes einiger Autoklavenhersteller unbedingt gefordert werden. Von seiten der Industrie wird bei Reklamationen meist auf die Position 11 der DIN 58946, Teil 2, verwiesen, wonach „die durch den Sterilisationsprozeß bedingte Feuchtigkeitszunahme im Sterilisator nach der Entnahme nicht mehr als 1,2 % des ursprünglichen Nettogewichtes betragen darf". Die Festlegung von 1,2 % ohne wissenschaftliche Grundlage bedeutet jedoch für den Nutzer keine Hilfe, zumal sie nur für die Testung mit Wäsche gilt, die Probleme jedoch bei der Instrumentensterilisation auftreten. Entsprechend der nachfolgenden „Anmerkung" in dieser DIN muß der Anwender Programme fordern, bei welchen auch in Instrumentencontainern bei voller Beladung des Sterilisierraumes bereits vor der Sterilisierzeit nicht unvertretbar hohe Kondensatmengen anfallen.

Außer dem Mischprogramm bei 121 °C für die Sterilisation ist ein materialschonendes Desinfektionsprogramm bei 105 °C mit langsamen Druckänderungen für verpackte Anästhesiematerialien zu empfehlen. Die Möglichkeit der Auswahl eines Sterilisations- oder Desinfektionsprogrammes in einem Gerät erfordert eine entsprechende Aufsicht und die Verwendung von chemisch-physikalischen Indikatoren, so daß Verwechslungen ausgeschlossen sind.

Schreibende Registriergeräte, welche Auskunft über die wesentlichen physikalischen Parameter, zumindest Temperatur und Druck über die Zeit, geben und ihre Einhaltung in engen Grenzen überwachen, sind als Stand der Technik unbedingt zu fordern. Sie sind mit einer Freigabe von Chargennummern zu kombinieren. Ziel technischer Weiterentwicklungen derartiger Meßgeräte sollte es sein, weitere Charakteristika der Dampfqualität von verschiedenen Stellen des Sterilisierraumes abzufragen, um die regelmäßige Verwendung von physikalisch-chemischen Indikatoren schrittweise zu ersetzen.

Transport und Übergabe steriler und desinfizierter Materialien
Die Operationstraktregalwagen (s. S. 103) mit den 2 Kappen werden nach der Sterilisation und Kontrolle (s. unten) in den Operationstrakt geliefert. Bei der Übergabe an das Personal des Operationstraktes wird die äußere Kappe entfernt (Abb. 9). Ist die Sterilgutzone der Aufbereitungszentrale direkt aus dem Sterilgutbereich des Operationstraktes zu erreichen oder bilden diese eine Einheit, so kann auf die zweite Kappe verzichtet werden. Die Regalwagen werden in den Sterilgutbereichen den einzelnen Operationseinheiten zugeordnet, gelagert. Auf diese Weise wird ein Umlagern von Containern vermieden. Der Abtransport der Regalwagen mit den gebrauchten Instrumenten in Containern erfolgt über den Ausleitungsraum der Operationseinheiten.

Wie bereits erwähnt, sind lediglich die Stationsversorgungsregalwagen allseitig mit Wänden bzw. Türen versehen. Nach der Sterilisation mit den auf die Seitenwände der Regalwagen umgeklappten Türen werden diese verschlossen. Sterilisationskappen als weitere Verpackung sind nicht erforderlich. Mit diesen Regalwagen werden die einzelnen Stationen angefahren und mit sterilem Material versorgt.

Regalwagen müssen derart konstruiert sein, daß sie leicht zu reinigen und zu desinfizieren sind. Das Gewicht ist so gering wie möglich zu halten. Die Räder der Operationstraktregalwagen und der Stationsversorgungswagen müssen unempfindlich gegenüber den Druckdifferenzen und der Dampfeinwirkung von Autoklaven sein.

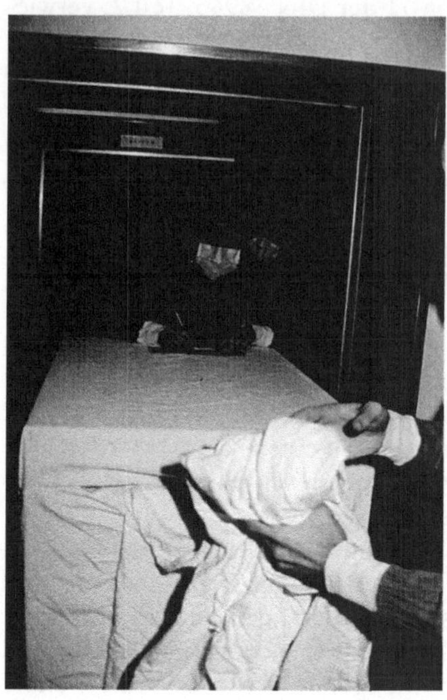

Abb. 9. Entfernung der äußeren Kappe bei Übergabe des Operationstraktregalwagens mit Sterilgut an das Personal des Operationtraktes

Kontrolle, Überprüfung und Dokumentation
Der Vorteil des Einsatzes von Maschinen in den einzelnen Teilschritten der Aufbereitung ist u.a. in der standardisierten Sicherheit zu sehen. Um darauf vertrauen zu dürfen, sind Signalschaltungen erforderlich, die bei Minderangebot oder Ausfall eines wesentlichen Parameters (z.B. Stromversorgung, Wasserdruck, Wassertemperatur, Dampf) sofort eine Störmeldung verursachen und das Programm erkennbar unterbrechen. Zusätzlich sind automatische Kontrollsysteme zu fordern, welche die wesentlichen Einflußgrößen für die Reinigung, Desinfektion oder Sterilisation in festgelegten Toleranzgrenzen überwachen. Der Vorteil der thermischen Reinigungs-Desinfektions- und Sterilisationsverfahren liegt gerade in der Überprüfbarkeit der physikalischen Einflußgrößen mit Kontrollinstrumenten. Je enger diese Faktoren überprüft werden, um so seltener sind laufende biologische und physikalisch-chemische Kontrollen mittels Indikatoren erforderlich.

Das Netzwerk der Kontrollen ist also auf die technischen Kontrollsysteme abzustimmen und durch die Hygienekommission im Krankenhaus festzulegen. Nicht zuletzt ist die forensische Bedeutung zu beachten. Gerade durch die Übertragung der Verantwortung meist vom Chirurgen auf den Träger wird auch von ärztlicher Seite eine verstärkte Dokumentation gefordert.

Die Kontrolle der Reinigungsdesinfektion ist nur über Meßeinrichtungen und Signalschaltungen an den Anlagen möglich. Wie bereits oben hervorgehoben, kann auch die Kontrolle der Sterilisation bzw. Dampfdesinfektion nach Validierung der Prozesse vollständig durch Meßgeräte, automatische Überprüfung aller wesentlichen Einflußgrößen und Chargenfreigabe erfolgen. Bei der derzeitigen technischen Ausstattung mit Meßeinrichtungen in den Autoklaven der Krankenhäuser ist aber noch folgendes Verfahren zu empfehlen. Nach Kontrolle des Druckverlaufes und der Temperatur während der Betriebszeit wird durch autorisierte Personen in der Aufbereitungszentrale die Charge mit Vergabe einer fortlaufenden Nummer freigegeben. Das Transportpersonal bzw. Personal im Operationstrakt darf diese Charge nur übernehmen, falls die Chargennummer vorhanden ist und muß die Übernahme gegenzeichnen. Der in jedem Sterilcontainer enthaltene physikalisch-chemische Sterilisationsindikator mit Packzettel wird von der Instrumentier-schwester auf seinen Farbumschlag kontrolliert. Alle Packzettel mit Farbindikatoren werden in den Operationsprotokollen bzw. Patientenakten aufbewahrt. In der Aufbereitungszentrale wird zusätzlich ein Chargenprotokollbuch geführt, in das auch die Ergebnisse der Überprüfungen mit biologischen Indikatoren eingetragen werden. Mit Hilfe der Packzettel in den Operationsprotokollen, den Aufzeichnungen im Chargenprotokollbuch sowie den Schreiberkurven des Autoklaven ist es auch noch nach Jahren möglich, die Sterilität des betreffenden Materials zu belegen. Diese Dokumente sollen 10 Jahre lang aufbewahrt werden.

Die Überprüfung der Sterilisation kann nur mittels biologischer Indikatoren vorgenommen werden. Für die Selbstkontrolle in jeder 30. Charge bzw. bei geringerem Betrieb alle 14 Tage sind Handelspräparate (z.B. Attest-, Proof-Indikatoren) zu empfehlen. Trotz der hohen Bedeutung ist derzeit aber leider nicht davon auszugehen, daß die Resistenz der Testkeime stets ausreicht. Durch ein Zertifikat einer unabhängigen Institution, evtl. über die ausreichende Resistenz der Charge, wäre eine höhere Sicherheit zu erzielen. Neben diesen Selbstkontrollen sind in Abständen von 3 Monaten Überprüfungen durch eine externe unabhängige Institution zu empfehlen. Im Rahmen dieser Testreihen sind auch die Reinigung und Desinfektion zu prüfen sowie die Dokumentation einzusehen und abzuzeichnen.

Literatur

1. Arbeitskreis für Krankenhaushygiene (1988) Hygienemaßnahmen bei der Endoskopie. Hyg Med 13: 354
2. Arbeitskreis Instrumentenaufbereitung (1985) Instrumentenaufbereitung richtig gemacht 3. Aufl. Bofinger, Tuttlingen
3. Emschermann M (1985) Kondensation und Restfeuchte in Sterilgutcontainern bei der Dampfsterilisation. Hyg Med 10: 66
4. Faust H, Werner H-P (1985) Funktionsabläufe als Grundlage der Planung von Operationsabteilungen. Hyg med 10: 209
5. Koller W, Lessky E (1989) Evaluierung eines automatischen Verfahrens zur Reinigung und chemothermischen Desinfektion flexibler Endoskope. Hyg Med 14: 24
6. Peeters M (1989) Baukonzept und Funktionsablauf einer Zentralsterilisation. Hyg Med 14: 179
7. Pietsch M, Schön K, Spielmann M, Werner H-P (1988) Vorkommen und Bedeutung von Legionellen im Trinkwasser von Krankenhäusern. Hyg Med 13: 265
8. Schneider A (1987) Die Wiederaufbereitung von Einmalartikeln – Rechtliche Überlegungen. Hyg Med 12: 556

9. Schön K, Pietsch W, Werner H-P (1988) Mikrobielle Kontamination von Wasserstellen medizinischer Geräte. Hyg Med 13: 309
10. Schön K, Werner H-P (1988) Die vollautomatische Reinigung und Desinfektion flexibler Endoskope. Hyg Med 13: 309
11. Spicher G (1988) Erläuterungen zu den Empfehlungen des Bundesgesundheitsamtes zur Durchführung der Sterilisation. Bundesgesundhbl 31: 343
12. Triebsch W, Banz M (1989) Zur Frage der Wiederaufbereitung von fiktiven Arzneimitteln, die zum einmaligen Gebrauch bestimmt sind. Hyg Med 14: 148
13. Wenchel H-M, Werner H-P (1989) Überprüfung thermischer Reinigungs-Desinfektionsgeräte zur Aufbereitung medizinischer Utensilien im kleinen Kreislauf. Hyg Med 14:
14. Werner H-P (1982) Aufbereitung von Anästhesiematerial, Instrumentarium und medizinischen Geräten. Hefte Unfallheilkd 158: 533

Entsorgung im operativen und stationären Bereich

P. Heeg

Die Entsorgung von Abfällen bereitet in vielen Kliniken und Krankenhäusern Sorge. Es besteht Unsicherheit darüber, welche Abfälle getrennt vom Hausmüll zu erfassen sind, welche hygienischen Maßstäbe für Lagerung, Transport und Entsorgung anzulegen sind, und wie diese Aufgaben technisch und organisatorisch gelöst werden können. Hinzu kommt die Aufgabe, die wachsenden Abfallmengen zu bewältigen und nach Wegen zu suchen, diese zu reduzieren. Verordnungen und Richtlinien , die fachlich z.T. nicht unumstritten sind, immer schwerer erfüllbare Auflagen bei Planung, Errichtung und Betrieb von Entsorgungsanlagen, aber auch ein steigendes Umweltbewußtsein – allerdings nicht immer auf Sachkenntnis gegründet – tragen dazu bei, ein vielschichtiges Problem zu erzeugen. Hinzu kommt, daß die Fragen der Abfallentsorgung nur in Ausnahmefällen auf Interesse und Engagement des medizinisch ausgebildeten Personals stoßen, so daß die Entsorgungsdienste häufig auf sich allein gestellt sind.

Gesetzliche und normative Grundlagen

Grundlage für die Entsorgung von Abfällen aller Art ist das Gesetz über die Vermeidung und Entsorgung von Abfällen (Abfallgesetz) vom 27.8.1986. Als Grundsatz gilt hierbei, daß bei der Entsorgung von Abfällen das Wohl der Allgemeinheit nicht beeinträchtigt werden darf. Dies bedeutet, daß Abfälle, die gesundheits-, luft- oder wassergefährdend sind oder Erreger übertragbarer Krankheiten enthalten, zusätzlichen Anforderungen unterworfen werden können.

Eine entscheidende Bestimmung enthält das Bundesseuchengesetz in § 10a: „Wenn Gegenstände mit Erregern meldepflichtiger übertragbarer Krankheiten behaftet sind oder wenn das anzunehmen ist und dadurch eine Verbreitung der Krankheit zu befürchten ist, sind die notwendigen Maßnahmen zur Abwendung der hierdurch drohenden Gefahren zu treffen." Es ist hier die Rede von „notwendigen" Maßnahmen, also eine Formulierung, die einen Beurteilungs- und Ermessensspielraum zuläßt. Es heißt auch „... und dadurch eine Verbreitung der Krankheit zu befürchten ist...", was wiederum bedeutet, daß das Vorhandensein von Erregern meldepflichtiger Infektionskranker allein noch nicht – sozusagen automatisch – zu Maßnahmen zwingt.

Einteilung von Abfällen

Die Richtlinie des Bundesgesundheitsamtes (BGA) „Anforderungen der Hygiene an die Abfallentsorgung" enthält die einleitende Feststellung, wonach Erfahrungen der Praxis bestätigen, daß von Abfällen aus dem medizinischen Bereich bei sachgemäßer Handhabung keine größeren Gefahren ausgehen als von ordnungsgemäß beseitigtem Hausmüll und sonstigen Siedlungsabfällen. Insgesamt sind – so das BGA – diese Gefahren als sehr gering einzuschätzen. Befürchtungen, wie sie immer wieder in der Öffentlichkeit geäußert werden, sind demnach nicht begründet.

Unsicherheit wird auch erzeugt durch eine Flut ungenau definierter Begriffe wie infektiöse, hoch infektiöse, potentiell infektiöse, ansteckungsgefährliche, pathologische, hygienisch bedenkliche Abfälle oder Seuchenabfälle. Im Sinne einer Begriffsklärung sollte daher auf die mittlerweile auch in der Praxis bewährte Klassifikation des BGA zurückgegriffen werden (Abb. 1).

Tabelle 1. Exemplarischer Abfallkatalog. (Modifiziert nach [2])

Stationärer Bereich	A	B	C
Einwegwäsche, Einmalhandschuhe		X	
Verbandmaterial (auch mit Blut,			
Sekret etc.)		X	
Gipsverbände		X	
Spritzen, Kanülen		X	
Zeitschriften	X		
Getränkeflaschen	X		
Infusionsflaschen	X		
Verpackungsmaterial	X		
Sputum, Trachealsekret		X	
Abfälle von Patienten mit melde-			
pflichtigen Infektionskrankheiten		(X)	X[b]
– nach Desinfektion	X		

Operationsabteilung	A	B	C
Blut		X	(X)[a,c]
Körperteile			(X)[a]
Verbandmaterial		X	
Einwegwäsche, Operationshandschuhe		X	
Sekrete		X	(X)[c]
Tupfer		X	
Entleerte Einmalbehälter für Blut			
oder Sekrete		X	
Einmalskalpelle		X	

[a] Verbrennung.
[b] Verbrennung oder thermische Desinfektion.
[c] „Mengenproblem".

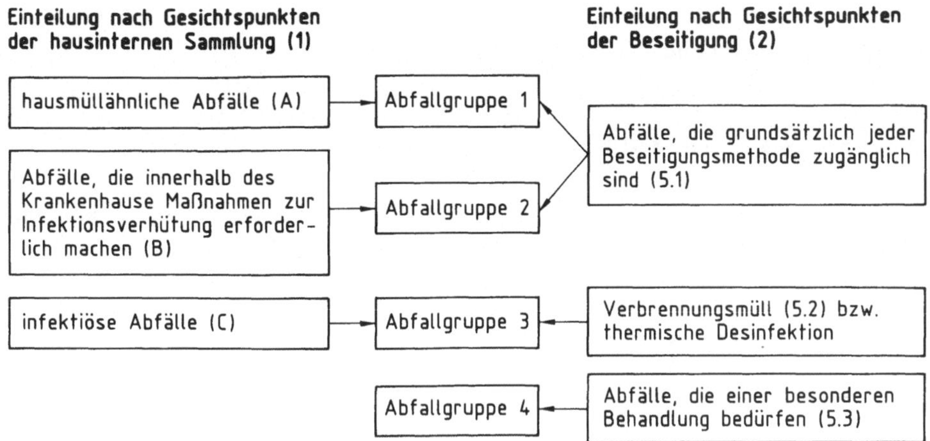

Abb. 1. Abfallklassifizierung nach der Richtlinie des BGA und dem Merkblatt Nr. 8 der ZfA. (Geändert nach [2])

Danach werden unter dem Gesichtspunkt der Infektionsverhütung folgende Abfallarten unterschieden:

- **Kategorie A:** Abfälle, die keiner besonderen Maßnahmen zur Infektionsverhütung bedürfen: hausmüllähnliche Abfälle.
- **Kategorie B:** Abfälle, die beim Sammeln, ggf. beim Transportieren innerhalb des Krankenhauses Maßnahmen zur Infektionsverhütung erfordern; Abfälle, die mit Blut, Sekreten oder Exkreten behaftet sind (z.B. Wundverbände, Stuhlwindeln, Einmalspritzen, Kanülen).
- **Kategorie C:** Abfälle, die beim Sammeln, Transportieren, Lagern innerhalb des Krankenhauses sowie beim Beseitigen besonderer Maßnahmen zur Infektionsverhütung bedürfen. Es handelt sich hierbei um Abfälle (z.B. aus Infektionsstationen, Dialysestationen, medizinischen Laboratorien und Prosekturen), die aufgrund § 10a Bundesseuchengesetz behandelt werden müssen. Zum anderen fallen unter diese Kategorie Versuchstiere, deren Beseitigung nicht durch das Tierkörperbeseitigungsgesetz geregelt ist, sowie Streu und Exkremente aus Versuchstieranlagen, soweit eine Verbreitung von Krankheitserregern zu befürchten ist.

Nicht berücksichtigt wurden in dieser Richtlinie Abfälle, für die besondere gesetzliche Vorschriften bestehen (z.B. radioaktive Stoffe, Abwasser), und solche, die zwar besonderer Maßnahmen bedürfen, die jedoch nicht unter Gesichtspunkten der Infektionsverhütung zu treffen sind (z.B. Körperteile und Organabfälle, Arzneimittel und Chemikalien, brennbare Flüssigkeiten, Speise- und Küchenabfälle).

Für die Abfälle der Gruppe C wird vorgeschlagen, den Begriff „infektiöse Abfälle" zu verwenden. Diese Bezeichnung soll allen mit der Entsorgung befaßten Personen signalisieren, daß hier die konkrete Gefahr einer gesundheitlichen Schädigung besteht und daß diese Abfälle deshalb einer besonderen Behandlung bedürfen.

Ein für das Krankenhaus exemplarischer Abfallkatalog im Sinne der BGA-Richtlinie ist in Tabelle 1 wiedergegeben.

Was sind infektiöse Abfälle

Nicht bei allen meldepflichtigen übertragbaren Krankheiten handelt es sich um kontagiöse Erkrankungen. Hierher gehören z.B. Botulismus, Toxoplasmose, Gelbfieber, Malaria, Trichinose, Gasbrand und Wundstarrkrampf. Bei diesen Erkrankungen besteht weder ein Infektionsrisiko durch den Erkrankten noch durch die bei ihm entstehenden Abfälle. Daneben führt das Bundesseuchengesetz eine Reihe von meldepflichtigen Erkrankungen auf, die in der Bundesrepublik nicht endemisch sind, die also eingeschleppt werden, und deren Erreger u.U. auf Abfalldeponien überleben und sich dort möglicherweise vermehren können. Die Gefahr einer Weiterverbreitung solcher Erreger erfordert eine Sonderbehandlung der damit kontaminierten Abfälle in Form der Verbrennung oder thermischen Desinfektion. Es handelt sich hierbei um die Erreger von Seuchen wie Cholera, Fleckfieber, Pest, Lepra und einer Reihe anderer, bei uns äußerst seltener Infektionskrankheiten, wie z.B. virusbedingte hämorrhagische Fieber.

Eine weitere Gruppe stellen Abfälle dar, die mit Erregern bei uns heimischer Infektionskrankheiten kontaminiert sind, wie Typhus und Paratyphus, Ruhr, Keuchhusten, Scharlach, Tuberkulose oder virusbedingter Hepatitiden. Die Reservoirs solcher Erreger sind, neben den Erkrankten selbst, gesunde oder klinisch nicht erkannte Keimträger bzw. Ausscheider, die in unterschiedlicher und oft schwer zu ermittelnder Zahl in der Bevölkerung vorkommen. Ohne Zweifel geht von Abfällen, die die genannten Erreger enthalten, eine Infektionsgefahr aus. Diese ist allerdings kaum quantifizierbar, weil die Erregermengen in den Abfällen nicht bekannt sind und weil die Überlebensfähigkeit der Erreger außerhalb des Organismus unter verschiedenen Umweltbedingungen große Schwankungen aufweist. Bei der Entscheidung, welche Maßnahmen bei Abfällen zu treffen sind, die mit Erregern endemischer Infektionskrankheiten kontaminiert sind, muß daher differenziert vorgegangen werden. Die Forderung, diese Abfälle generell als verbrennungs- bzw. desinfektionspflichtig einzustufen, wäre nicht gerechtfertigt. Auch sollte an dieser Stelle auf die Regelungen beim Abwasser von Krankenhäusern einschließlich ihrer Infektionsstationen verwiesen werden, das seuchenhygienisch im Regelfall ebenfalls keine Sonderstellung einnimmt. Die erregerhaltigen Ausscheidungen infektiöser Patienten werden zumeist über die kommunale Kanalisation entsorgt, wie das in den entsprechenden DIN-Vorschriften und BGA-Richtlinien auch empfohlen wird.

Was schließlich nosokomiale Infektionen betrifft, so stammt die überwiegende Mehrzahl dieser Erreger nicht nur von erkrankten Patienten oder einem eingrenzbaren Kreis von Ausscheidern, sondern gehört zur Organflora des gesunden Menschen oder zur Flora der natürlichen Umwelt. Die Ursache dafür, daß Patienten im Krankenhaus an Infektionen durch solche fakultativ pathogenen Mikroorganismen erkranken, ist v.a. die lokal oder allgemein reduzierte Abwehrsituation dieser Patienten gegenüber Infektionen. Dies wird auch durch die Tatsache belegt, daß

Krankenhauspersonal durch typische nosokomiale Erreger wie Kolibakterien, Klebsiellen oder Pseudomonas aeruginosa nicht gefährdet ist.

Mikrobielle Kontamination von Krankenhausabfällen

Die Frage nach der Infektiosität von Krankenhausabfällen wurde inzwischen durch eine Reihe von Untersuchungen beantwortet. Kalnowski et al. [4] fanden Krankenhausmüll weniger kontaminiert als Hausmüll. Abfälle aus dem Operationsbereich wiesen dabei die geringsten Werte auf, gefolgt von Abfällen aus der Intensivpflege und der Normalpflege; letztere ähnelten unter mikrobiologischen Gesichtspunkten am ehesten den Abfällen aus Privathaushalten. Zu gleichen Aussagen kamen Althaus et al. [1], die ebenfalls zeigen konnten, daß aus dem Krankenhausbereich stammende Abfälle in vielen Fällen einen geringeren Keimgehalt aufwiesen als Haushaltsabfälle. Von den nachgewiesenen Krankheitserregern konnten mehr als die Hälfte sowohl im Krankenhausabfall wie im normalen Hausmüll nachgewiesen werden. Hinsichtlich der lediglich im Krankenhausabfall nachgewiesenen Erreger war festzustellen, daß es sich um Mikroorganismen handelte, die auch Bestandteil der Haut-, Schleimhaut- oder Darmflora des gesunden Menschen sein können. Die Autoren stellen fest, daß aufgrund der mikrobiologischen Beschaffenheit gegen die Ablagerung von Krankenhausabfällen auf geordneten Hausmülldeponien aus hygienischen Gesichtspunkten keine Einwände geltend zu machen sind.

Bakteriologische Untersuchungen von Krankenhausabfällen und Deponieabfällen, die von Möse u. Reinthaler [6] vorgenommen wurden, ergaben zwar ein relativ breiteres Keimspektrum beim Krankenhausmüll, jedoch eine wesentlich stärkere Belastung allgemein und mit Fäkalkeimen beim Haushaltsmüll. Nahezu $^1/_3$ der Krankenhausabfälle zeigte kein Keimwachstum. Bei lediglich 2 % der Serumproben bzw. blutgetränkten Teile aus Krankenhausabfall wurde eine Infektiosität in bezug auf Hepatitis B festgestellt. Eine Gefährdung besteht hier nur für die Mitarbeiter im Krankenhaus, allenfalls für das Deponiepersonal. Dieses Risiko wird jedoch nicht dadurch reduziert, daß kontaminierte Abfälle dieser Art in besonderer Weise beseitigt werden, sondern einzig durch die strikte Einhaltung der bestehenden Schutzvorschriften innerhalb der Krankenhäuser und der Vorschriften für einen geordneten Deponiebetrieb.

Umfangreiche, kürzlich durchgeführte Untersuchungen von Jager et al. [3] haben bestätigt, daß medizinische Abfälle zwar in sehr unterschiedlichem Ausmaß kontaminiert sind, die Kontamination der Haushaltsabfälle jedoch konstant über der der medizinischen Abfälle liegt. So lag z.B. der Medianwert für gramnegative Stäbchen bei den Haushaltsabfällen um 4 log-Stufen, also um das Zehntausendfache, über dem für Abfälle aus Operationsabteilungen. Abfälle mit Verbandmaterial unterschieden sich für keine Bakteriengruppe von denen ohne Verbandmaterial. Sie waren jedoch bezüglich der Gesamtkeimzahl statistisch hoch signifikant geringer kontaminiert als Haushaltsabfälle. Eine Trennung des Verbandmaterials vom übrigen Abfall einer chirurgischen Pflegestation hätte demzufolge keinen Einfluß auf eine Keimreduktion des Gesamtabfalls. Für die Entsorgung von krankenhausspezifischen Abfällen bedeuten diese Ergebnisse, daß solche Abfälle –

sowohl aus der Normalpflege als auch aus Risikobereichen – ohne Einschränkungen der Gruppe B der BGA-Richtlinie zugeordnet werden können.

Abfallmengen

Die in einem Krankenhaus entstehenden Abfallmengen schwanken ganz erheblich in Abhängigkeit von Bettenzahl und Leistungsstufe. Nach einer Literaturauswertung und eigenen Untersuchungen der Landesanstalt für Umweltschutz Baden-Württemberg betragen die jährlichen Abfallmengen pro Bett und Jahr bei einem 100-Betten-Krankenhaus ca. 360 kg, bei einer Bettenzahl von 1500 jedoch über 600 kg. Der Anteil infektiöser Abfälle wurde z.B. für Schleswig-Holstein mit 26 kg pro Bett und Jahr ermittelt, für das Universitätsklinikum Tübingen mit 21 kg. Das Bundesgesundheitsamt geht davon aus, daß bei strikter Sortierung der Anteil der infektiösen Abfälle etwa 3 % der Gesamtabfallmenge ausmachen wird. In Baden-Württemberg wurde als Richtwert, z.B. für Planungen, 25,5 kg pro Bett und Jahr festgelegt, wobei noch ein Verpackungsanteil von 20 % zugeschlagen werden soll.

Sammlung und Transport von Abfällen

Zum Sammeln von Abfällen innerhalb des Krankenhauses sollten allgemein Einmalbehältnisse verwendet werden, für die Abfälle der Kategorien B und C ist dies zwingend. Die Einwegbehältnisse müssen verschließbar, geruchsdicht und feuchtigkeitsbeständig sowie dem jeweiligen Transportsystem entsprechend transportfest sein. Im allgemeinen sollte ein Fassungsvermögen von 70 l nicht überschritten werden. Rücklaufbehälter – dies gilt auch für Transportbehälter – müssen leicht zu reinigen und mit Desinfektionsmitteln und -verfahren zu desinfizieren sein, die vom BGA anerkannt sind. Werden Rücklaufbehälter benutzt, so sind sie nach Transport von Abfällen der Gruppe A bei Verschmutzung zu reinigen, nach Transport von Abfällen der Gruppe B und C jedoch stets zu desinfizieren und zu reinigen.

Beim Sammeln und Transportieren von Abfällen im Krankenhaus müssen Staub- und Ärosolbildung weitgehend vermieden werden. Abfälle, die Verletzungen verursachen können, wie Einmalkanülen, -nadeln und -skalpelle, müssen in stich- und bruchfesten Einmalbehältern gesammelt werden. Dazu eignen sich bestimmte handelsübliche Kunststoffbehälter oder entsprechend gekennzeichnete leere Desinfektionsmittel- und Reinigungsmittelkanister, nicht jedoch Glasflaschen. Während Abfälle der Gruppe B an zentralen Lager- oder Übergabestellen im verschlossenen Behältnis (z.B. verschlosener Plastiksack) umgefüllt werden dürfen (z.B. in einen Preßcontainer), darf infektiöser Abfall generell nicht umgefüllt werden. Infektiöse Abfälle dürfen nach unserer Auffassung auch nicht über zentrale pneumatische Förderanlagen entsorgt werden. Einfache Abwurfschächte sind nach geltenden Unfallverhütungsvorschriften ohnehin unzulässig.

Nach der BGA-Richtlinie dürfen die in den einzelnen Bereichen gesammelten

Abfälle bis zum Abtransport zu zentralen Lager- oder Übergabestellen nur an geeigneten Stellen und nicht länger als 24 h gelagert werden. Die Zwischenlagerung muß so erfolgen, daß Geruchsbelästigung vermieden wird. Eine Lagerung auf Fluren, vor Aufzügen etc. ist – auch vorübergehend – nicht statthaft. Räume für die zentrale Lagerung müssen so beschaffen sein, daß eine Beeinträchtigung anderer Bereiche (Küche, Stationen) ausgeschlossen ist. Die Räume müssen verschließbar und nach Möglichkeit von außen für den Abtransport der Abfälle leicht zugänglich sein. Baulich sind sie so auszuführen, daß die Anwendung von Desinfektionsmaßnahmen jederzeit möglich ist.

In Bereichen der zentralen Abfallagerung müssen Möglichkeiten zur Händedesinfektion und -reinigung vorhanden sein, außerdem sollte eine bereichsgebundene Schutzkleidung zur Verfügung stehen.

Bei Abfällen der Gruppen A und B sollte, sofern keine Kühlung zur Verfügung steht, mindestens 2 mal in der Woche abgefahren werden. Für die Lagerung infektiöser Abfälle ist ein gesonderter Raum vorzusehen, außerdem ist eine Betriebsgenehmigung zum Betreiben eines Abfallagers erforderlich.

Entsorgung infektiöser Abfälle

Die BGA-Richtlinie besagt, daß bei der Beseitigung von Abfällen der Gruppen A und B keine besonderen Maßnahmen erforderlich sind, wenn die Abfälle einer zugelassenen Verbrennungsanlage oder Deponie zugeführt werden. Abfälle der Gruppe C sind dagegen entweder zu verbrennen oder vor der Endbeseitigung mit gespanntem, gesättigtem Wasserdampf zu desinfizieren; desinfizierte Abfälle können dann wie Hausmüll beseitigt werden.

Die Verbrennung von Abfällen besitzt gegenüber der thermischen Desinfektion grundsätzlich den Vorteil, daß sie selbst eine Beseitigungsmethode darstellt, während die Desinfektion nur eine Vorbehandlung ist. Die Verbrennung führt außerdem zu einer stofflichen Veränderung der Abfälle, so daß damit auch ästhetische Bedürfnisse berücksichtigt werden. Dies – und nicht epidemiologische Überlegungen – ist der Grund, warum Organe und Organteile generell verbrannt werden müssen. Ohne auf die Vor- und Nachteile der Verbrennung hier einzugehen, ergibt sich für die thermische Desinfektion eine Reihe von überlegenswerten Aspekten. Es handelt sich um ein seit Jahrzehnten angewandtes und bewährtes Verfahren, das auch in kleinerem Rahmen einwandfrei funktioniert und wirtschaftlich betrieben werden kann. Die thermische Desinfektion erfordert einen vergleichsweise geringen Investitionsaufwand und weist niedrigere Betriebskosten auf als die Verbrennung [5]; sie eignet sich damit besonders für ein dezentrales Entsorgungskonzept.

Eine Dampfsterilisation des Abfalls ist als Regelmaßnahme nicht erforderlich, da die Abfälle nicht keimfrei zu sein brauchen. Für die thermische Desinfektion eignen sich Anlagen, die mit fraktioniertem Vorvakuum und Niederdrucksattdampf bei 105°C arbeiten. Die infektiösen Abfälle werden dabei in speziellen Säcken gesammelt, die sich ihrerseits in einem Mehrwegbehälter aus Metall befinden. Dieser muß so beschaffen sein, daß die Luft abgesaugt werden (Vakuumphase) und Dampf eindringen kann.

122

Die von Schmiedel u. Simon [7] ermittelten Daten zeigen, daß für feste Abfälle eine Einwirkzeit von 5 min ausreicht. Bei Behältern mit flüssigen Abfällen (z.B. Einmalsekretbehälter mit bis zu 500 ml Inhalt) sind längere Ausgleichs- und Einwirkzeiten (25 min und länger) erforderlich. Unter Umständen müssen die Betriebsdaten vor Ort experimentell bestimmt werden.

Zusammenfassend lassen sich für die Entsorgung von Abfällen aus Krankenhäusern die folgenden grundsätzlichen Empfehlungen aussprechen:

1. Im Sinne der Abfallvermeidung müssen krankenhausspezifische und darunter besonders die infektiösen Abfälle mengenmäßig reduziert werden. Dies geschieht einmal durch Einsatz wiederaufbereitbarer Materialien dort, wo diese ohne Risiko für Patienten und Mitarbeiter und unter Berücksichtigung der Kosten-Nutzen-Relation anstelle von Einmalmaterial eingesetzt werden können. Zum anderen muß die Trennung infektiöser Abfälle nach epidemiologischen Kriterien erfolgen unter Hintanstellung ästhetischer Aspekte und ohne unsachliche Bakteriophobie.
2. Abfälle sind im Krankenhaus so zu sammeln, zu transportieren und zu lagern, daß Patienten und Personal keinen Gesundheitsgefahren ausgesetzt werden. Eine Desinfektion ist nur für seuchenhygienisch relevante Abfälle erforderlich, nicht jedoch für Abfälle, die mit Erregern nosokomialer Infektionen kontaminiert sind. Eine gesonderte Entsorgung von Abällen aus Operationsabteilungen und Intensivstationen oder generell von Verbandmaterial erscheint nicht gerechtfertigt.
3. Die thermische Desinfektion von Abfällen mit gespanntem, gesättigtem Wasserdampf stellt – standortabhängig – eine Alternative zur Abfallverbrennung dar. Die chemische Desinfektion von Abfällen ist aus hygienischen und ökologischen Gründen abzulehnen, mit der Mikrowellendesinfektion müssen noch weitere Erfahrungen gesammelt werden.

Gesetze und Richtlinien

Gesetz über die Vermeidung und Entsorgung von Abfällen (Abfallgesetz – AbfG) vom 27. August 1986, BGBl. I, S. 1410
 Straßen-Gefahrgutausnahmeverordnung vom 25. September 1985, BGBl. I, S. 1925
– Ausnahme Nr. S 61 (Beförderung von ansteckungsgefährlichen Abfällen sowie Anforderungen an die Verpackungen), BGBl. I, S. 1931 und BGBl. I (1987), S. 2113
 Dritte Verordnung zur Änderung von Gefahrgutausnahmeverordnungen vom 21. Dezember 1988, BGBl. I, S. 2621
 Gesetz zur Verhütung und Bekämpfung übertragbarer Krankheiten beim Menschen (Bundes-Seuchengesetz – BSeuchG) vom 18. Dezember 1979, BGBl. I, S. 2262
 Gemeinsame Verwaltungsvorschriften des Ministeriums für Ernährung, Land-

wirtschaft, Umwelt und Forsten und des Ministeriums für Arbeit, Gesundheit und Sozialordnung über die Grundsätze für die Beseitigung von Abfällen aus Krankenhäusern und die Führung von Nachweisbüchern für die Beseitigung von Krankenhausabfällen vom 29. Januar 1981, GABl. S. 256 – geändert am 23. Januar 1984 GABl. S. 197

Unfallverhütungsvorschrift Gesundheitsdienst vom 1. Oktober 1982 mit Durchführungsanweisungen vom April 1986, Berufsgenossenschaft für Gesundheitsdienst und Wohlfahrtspflege, Hamburg

Anforderungen der Hygiene an die Abfallentsorgung. Anlage zu Ziff. 6.8 der „Richtlinie für die Erkennung, Verhütung und Bekämpfung von Krankenhausinfektionen" des Bundesgesundheitsamtes, Bundesgesundhbl. 26 (1983) 24

Zentralstelle für Abfallbeseitigung: ZfA-Merkblatt Nr. 8 (September 1974) – die Beseitigung von Abfällen aus Krankenhäusern, aus Arztpraxen und sonstigen Einrichtungen des medizinischen Bereichs, Bundesgesundhbl. 17 (1974) 355

Informationsschrift Abfallarten, herausgegeben von der Länderarbeitsgemeinschaft Abfall (LAGA) in Zusammenarbeit mit dem Bundesminister des Innern, Stand: Herbst 1977, Erich Schmidt Verlag, Berlin 1978

Merkblatt: Einleitung von Krankenhausabwasser in Kanalisation oder Gewässer (neue Fassung). Bundesgesundhbl. 21 (1978) 34

DIN 19 520: Abwasser aus Krankenanstalten

Literatur

1. Althaus A, Sauerwald M, Schrammek E (1983) Abfälle aus Krankenhäusern, Kuranstalten und Sanatorien. Zentralbl Bakteriol Mikrobiol Hyg [A] 178:1
2. Bodenschatz W (Hrsg) (1989) Handbuch für den Desinfektor. Fischer, Stuttgart New York
3. Jager E, Xander L, Rüden H (1989) Medizinische Abfälle. 1. Mitteilung: Mikrobiologische Untersuchungen von Abfällen verschiedener Disziplinen eines Groß- und eines Kleinkrankenhauses im Vergleich zu Haushaltsabfällen. Zentralbl Hyg 188:343
4. Kalnowski G, Wiegand H, Rüden H (1983) Über die mikrobielle Kontamination von Abfällen aus dem Krankenhaus. Zentralbl Bakteriol Mikrobiol Hyg [B] 178:364
5. Kniehl E, Schönian U, Just J (1988) Infektionsmüll im Krankenhaus – Autoklavieren als Alternative zur Verbrennung. Hyg Med 13:457
6. Möse JR, Reinthaler R (1985) Mikrobiologische Untersuchungen zur Kontamination von Krankenhausabfällen und Haushaltsmüll. Zentralbl Bakteriol Mikrobiol Hyg [B] 181:98
7. Schmiedel A, Simon PG (1988) Thermische Desinfektion als alternatives Entsorgungskonzept für infektiöse Krankenhausabfälle. Hyg Med 13:175

Zusammenfassung der Diskussion

S. Hierholzer

Hygieneplan

Seitens des Bundesgesundheitsamtes existiert die Empfehlung – und in einigen Bundesländern, z.B. in NRW, eine Krankenhaushygieneverordnung –, eine Hygienekommission einzurichten. Sie hat u.a. die Aufgabe, einen Hygieneplan zu erstellen, die Einhaltung des Hygieneplans zu überwachen und bei Verdacht oder Vorliegen einer Krankenhausinfektion die Meldung an den Hygienebeauftragten zu organisieren. In größeren Zentren bzw. an Universitätskliniken hat das zur Erstellung extensiver Werke geführt, die im Verdacht stehen, mehr Selbstzweck als Zweck für die Sache zu sein. Häufig enthalten sie Grundwissen für die normale Schwester oder den operativ tätigen Arzt. Wenn allerdings die Entwicklung dahin geht, neue Berufsgruppen zu gründen, wird dies die Verstärkung des Personalproblems zur Folge haben (Weller). Im übrigen ist die Frage der Akzeptanz zu untersuchen (Hansis). Seitens der chirurgisch tätigen Ärzte wird kritisiert, daß der Hygieneplan einerseits vor dem Hintergrund möglicher juristischer Konsequenzen entsteht, er andererseits aber nur – auch von den Hygienikern selbst – als Empfehlung angesehen wird (Hansis). Dem wird insoweit widersprochen, als der Hygieniker nicht selten vom Kliniker um entsprechende organisatorische Hilfe gebeten wird und auch bereit ist, Verantwortung zu übernehmen. Im übrigen sollte ein Hygieneplan die spezifischen Bedürfnisse einer Klinik abdecken. Die komplette Übernahme käuflicher Pläne hat sich nicht bewährt (Hingst). Auch muß der Hygieniker mit persönlichem Einsatz dafür sorgen, daß er „den Plan an den Mann bringt" (Werner).

Aufbereitungszentrale

Die Frage des Standortes der zentralen Geräte- und Materialaufbereitung (Zentralsterilisation) wird nicht einstimmig diskutiert. Aus planerischer Sicht erscheint die möglichst nahe Zuordnung der zentralen Aufbereitungsanlage zum Hauptabnehmer, d.h. zur zentralen Operationsabteilung, sinnvoll (Krampe). Es wird dagegen gestellt, daß die sterile Verpackung der das Sterilgut enthaltenden Containerwagen in jedem Falle gewährleistet sein muß. Daher ist der Transportweg – sei es durch öffentliche Flure, in denen sich Patienten aus septischen und aseptischen Bereichen und Besucher bewegen – irrelevant. Vor der Übernahme in die aseptische Operationsabteilung wird die äußere Hülle entfernt. Der Containerwagen ist nun durch eine innere Hülle steril verpackt (Werner). Selbstverständlich sollte bei einer

Neubauplanung die Zuordnung von zentraler Operationsabteilung und zentraler Geräte-Material-Aufbereitungsanlage möglichst eng sein, entweder horizontal oder vertikal (Werner, Hierholzer). Allerdings ergibt sich aus der räumlich nicht vollständigen Zuordnung der zentralen Aufbereitungsanlage zum Operationstrakt die Frage der Überwachung des Personals, das arbeitet und das den Transport des Sterilgutes gewährleistet (Weller). Ein eigenes Berufsbild gibt es dafür nicht: vielmehr kann Hilfspersonal mit Spezialaufsicht eingesetzt werden. Im übrigen sei gerade dies ein Argument für die zentrale Aufbereitungsanlage mit Reinigungsmaschinen und Sterilisatoren höchster Technologie, die mit ausreichendem Sicherheitsspielraum arbeiten. Je kleiner, je dezentraler sowohl Reinigungsgeräte wie Sterilisatoren, um so unsicherer und problematischer ist die Qualitätskontrolle und -sicherung (Werner). Darüber hinaus hat die Zentralisierung der Aufbereitungsanlage auch den besten wirtschaftlichen Aspekt, allein wegen der Auslastung der Geräte (Werner).

Allerdings können bei sehr weiten Wegen erhebliche logistische Probleme auftreten. Dies kann ein Grund für die Einrichtung einer Sonderaufbereitung – räumlich und personell getrennt mit reiner und unreiner Seite – sein (Hansis, Heeg). Im übrigen wird darauf hingewiesen, daß Folgekosten bei der Einrichtung einer zentralen Aufbereitungsanlage auch höher werden können (Labryga). Unwidersprochen wird ein sog. Pflege- oder Geräteaufbereitungszentrum innerhalb der Operationsabteilung kritisiert. Alle Geräte, die demontierbar sind – auch im Anästhesiebereich – kommen in die Aufbereitungszentrale. Allerdings sollte der Endoskopie ein direkter Aufbereitungsraum mit kleinem Kreislauf zugeordnet werden (Werner).

Entsorgung

Unter dem Gesichtspunkt der Übertragung von Keimen werden abgestuft 3 Abfallarten im Krankenhaus unterschieden: 1) hausmüllähnliche Abfälle, 2) mit Blut, Sekreten oder Exkreten benetzte Materialien wie Wundverbände, Stuhlwindeln, Einmalspritzen usw., 3) Abfälle, die – entsprechend dem Bundesseuchengesetz – als besonders infektiös gelten (Heeg). Dabei ist hervorzuheben, daß die Kontamination der Krankenhausabfälle der zweiten Kategorie geringer ist als die von Hausmüll. Das heißt also, eine Gefährdung im Sinne der Infektiosität besteht nur für die Patienten und das Personal im Krankenhaus selbst. Außerhalb des Krankenhauses – auf der Deponie, einen geordneten Betrieb vorausgesetzt – besteht keine besondere Gesundheitsgefährdung. Eine gesonderte Entsorgung erscheint daher nicht gerechtfertigt (Heeg).

III. Bauliche Anforderungen an operative Einheiten

Operationsfunktionseinheit aus baulicher Sicht

F. Labryga

Vorbemerkung

Die Veranstalter haben einen günstigen Zeitpunkt für dieses Expertengespräch
gewählt. Auch in der Arbeitsgruppe „Funktionell-bauliche Maßnahmen" der Hygienekommission des Bundesgesundheitsamtes (BGA) – bzw. der „Kommission
für Krankenhaushygiene und Infektionsprävention" – werden Fragen der Hygiene
der operativen Bereiche zur Zeit intensiv diskutiert.

Wir haben im Frühjahr damit begonnen, die nun schon bis zu 10 Jahre alten
Anlagen zur Richtlinie „Erkennung, Verhütung und Bekämpfung von Krankenhausinfektionen" zu überprüfen und im Licht neuerer Erkenntnisse inhaltlich und
formal zu verändern.

In der dritten Sitzung der Arbeitsgruppe zum Thema „Anforderungen der Hygiene an Operationsabteilungen" ist vor 2 Tagen einstimmig eine Vorlage für die
Hauptkommission verabschiedet worden. Das ist der erste Schritt. Wir hoffen, daß
sich die Hauptkommission unseren Vorschlägen anschließt.

Die Tendenz der baulichen Aspekte dieser Vorschläge soll hier dargestellt
werden.

Definitionen

Die fachliche Erörterung leidet oft unter mangelhafter Abstimmung der verwendeten Begriffe. Es werden daher kurz 4 der bei der Erörterung von Planungs- und
Bauaufgaben erforderlichen Begriffe, nämlich die Funktionsstelle, die Teilstelle,
die Funktionseinheit und das Funktionselement erläutert (Abb. 1):

- Das Funktionselement ist die kleinste räumliche Einheit als Platz oder als Raum,
  der von Wänden umschlossen ist.
- Die Funktionseinheit besteht aus mehreren Funktionselementen (mindestens 2),
  die zur Erbringung einer Leistung räumlich zusammengefaßt sind, z.B. die
  Operationseinheit.
- Eine Funktionsstelle besteht aus mehreren, meist gleichartigen Funktionseinhei-
  ten und den dazugehörigen Funktionselementen. Im üblichen Sprachgebrauch
  ist eine Abteilung, also z.B. die Operationsabteilung gemeint.
- Bei einer notwendigen weiteren Gliederung der Funktionsstellen entstehen
  Teilstellen. In großen Krankenhäusern kann es also eine Teilstelle Aseptische
  Operationen und eine Teilstelle Septische Operationen der Funktionsstelle Ope-
  ration geben.

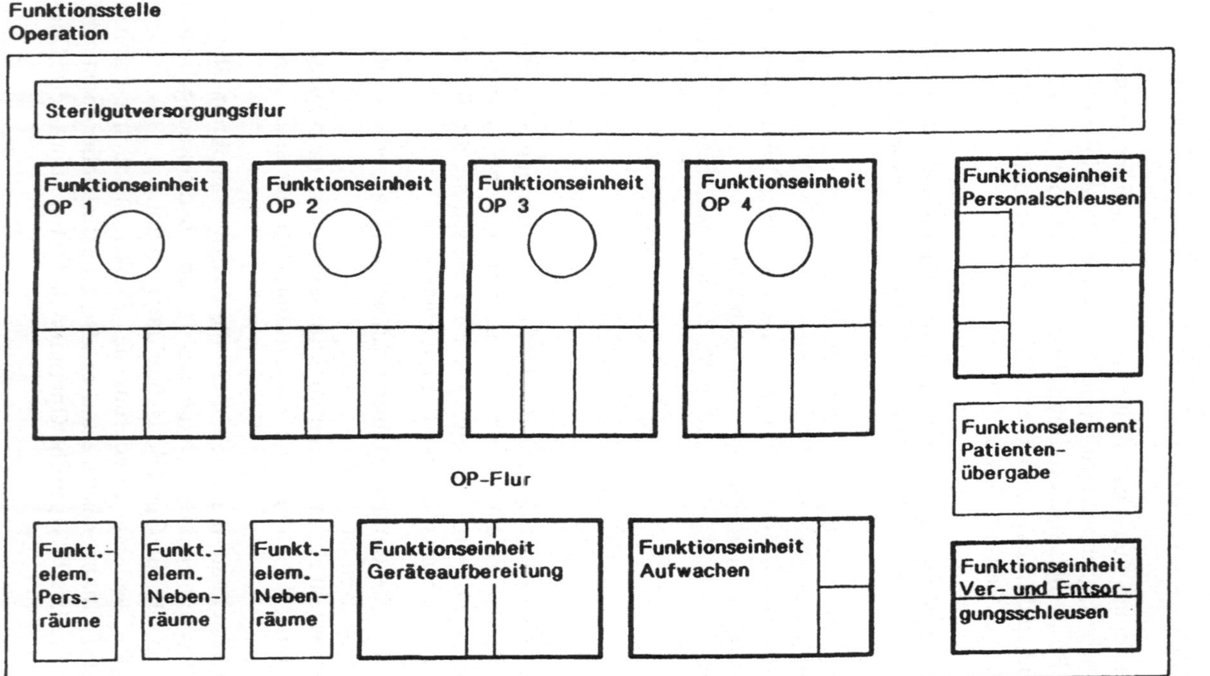

Abb. 1. Schema der Funktionsstelle Operation mit Funktionseinheiten (–) und Funktionselementen (–)

Die Begriffe Funktionsstelle und Teilstelle sind übrigens in der DIN 13080 „Gliederung des Krankenhauses in Funktionsbereiche und Funktionsstellen" verankert. Diese DIN erschien im Juni 1987. Noch in diesem Jahr soll dazu ein Beiblatt herauskommen, in dem weitere Begriffe erläutert werden.

Funktionsstelle Operation

Die Funktionsstelle Operation gehört zu den schwierigsten und kostenintensivsten baulichen Einheiten eines Krankenhauses. Schwierig deshalb, weil hier sehr verschiedene Anforderungen aus medizinischer, medizintechnischer, baulich-technischer, funktioneller, betrieblich-organisatorischer und eben auch hygienischer Sicht zu erfüllen sind. Eine unmittelbare Folge ist die Kostenintensität. Der Quadratmeter Nutzfläche erfordert im Mittel Investitionskosten von rund DM 15.000. Wer diese Zahl kennt, wird diesen Bereich in die Bemühungen um wirtschaftliche Lösungen einbeziehen.

Größe und Gliederung

Für den Raumprogrammplaner und den entwerfenden Architekten sind primär Fragen der Größe und der Gliederung der Funktionsstelle zu klären.

Zur Größe gibt die bisherige und sicher auch die künftige Fassung der BGA-Anlage die Empfehlung, nicht mehr als 8 Funktionseinheiten für eine Funktionsstelle oder Teilstelle vorzusehen. Bei sehr großen Krankenhäusern oder Kliniken bedeutet dies die Anordnung von 2 oder mehr Teilstellen.

Die bisher in der Anlage zur BGA-Richtlinie, aber auch von der Berufsgenossenschaft geforderte Trennung der aseptischen und septischen Funktionseinheiten führte ebenfalls zur Bildung von weitgehend selbständigen Teilstellen.

Jede Teilstelle verfügte danach zumindest über eigene Patienten-, Personal-, sowie Ver- und Entsorgungsschleusen. Meist gab es auch eigene Personalräume und Nebenräume, z.B. einen eigenen Geräteaufbereitungsraum. Kompromisse gab es ebenfalls beim gemeinsam benutzten Aufwachraum.

Kritik an der Trennung von aseptischen und septischen Funktionseinheiten

Seit einigen Jahren schon diskutieren die Fachleute über die Notwendigkeit der Trennung von aseptischen und septischen Funktionseinheiten. Dabei wird z.B. darauf hingewiesen, daß ein wissenschaftlicher Beweis für die Notwendigkeit der Trennung fehlt und daß in den USA, in Kanada, in der Schweiz, Österreich, Dänemark, Schweden, Norwegen, Finnland, England und den Niederlanden keine diesbezüglichen Vorschriften existieren (Daschner, persönliche Mitteilung).

Andererseits gibt es Hygieniker, die der Meinung sind, daß es sich bei der Beurteilung dieser Frage um eine Risikoabschätzung handele und nicht um eine wegen der multifaktoriellen Einflußgrößen unmögliche Risikoberechnung. Die nach allgemeinen Erfahrungen empfohlene Trennung sei zwar nicht mit statistisch signifikanten Zahlen belegbar; daß die Unterlassung einer Trennung aber schadlos sei, lasse sich genausowenig belegen (Bösenberg, persönliche Mitteilung).

Die bisherige BGA-Forderung nach strikter Trennung der aseptischen und septischen Funktionseinheiten ist bei uns weitgehend umgesetzt worden. Das gilt für Neuplanungen und auch für Sanierungen.

Häufig war die Trennung der eigentliche Anlaß zur Durchführung von Sanierungsmaßnahmen. Natürlich haben hier die zum Teil noch strengen Forderungen der Berufsgenossenschaften einen wesentlichen, oft den entscheidenden Teil beigetragen.

Das Ergebnis der durchgeführten Trennung ist in vielen Fällen aber sehr unbefriedigend, weil dabei eine Art „Zweiklassenlösung" entstand: Räumlich weitgehend optimale Verhältnisse in der aseptischen Teilstelle und kleinteilige, beengte, funktionell oft unzulängliche Verhältnisse in der septischen Teilstelle. Dies konnten wir im Rahmen einer Untersuchung sämtlicher aseptischer und septischer Teilstellen einer großen Stadt in Norddeutschland feststellen.

Dieser Entwicklungszustand ist oft die Folge von Einsparungen, die aufgrund von oft disproportional ausgelegten Programmflächen entstehen. Weitgehend autarke septische Teilstellen erfordern also einen unverhältnismäßig hohen Flächen- und damit Kostenaufwand, besonders dann, wenn sie aus nur einer Funktionseinheit bestehen – und das ist bei der überwiegenden Zahl der deutschen Krankenhäuser der Fall.

Lösungsansatz der BGA-Kommission

Auch die Kommission für Krankenhaushygiene und Infektionsprävention kennt die schwierige Kostensituation im Krankenhauswesen und versucht deshalb, Lösungen zu finden, die allerdings aus hygienischer Sicht vertretbar sein müssen.

Als wesentliche Ausgangsgrundlage gilt künftig die Unterscheidung der Operationen nach dem Grad an Infektionsgefährdung und Kontamination in folgender Form:
a) Aseptische und diesen gleichzusetzende Operationen
b) Operationen an Organen oder Geweben, die kontaminiert oder potentiell kontaminiert sind
c) Operationen an infizierten Organen oder Geweben

Nach der neuen Regelung dürfen Funktionseinheiten für alle 3 Grade an Infektionsgefährdung und Kontamination in einer Funktionsstelle angeordnet werden. Die Funktionseinheit für Operationen an infizierten Organen oder Geweben (Gruppe c) wird jedoch durch eine Flurtür abgegrenzt. Diese Funktionseinheit ist mit einem Einleitungs-, einem Ausleitungs- und einem Waschraum auszustatten. Außerdem sind ihr eine eigene Patientenübergabe und eine gesonderte Entsorgungsschleuse zuzuordnen. Aufgrund einer Entscheidung der Fachgebietsleiter in Zusammenarbeit mit dem Arzt für Hygiene kann diese Einheit auch für andere Operationen, jedoch nicht für solche mit besonders hohen Anforderungen an die

Keimarmut, genutzt werden. Auf diese Weise wird sichergestellt, daß diese Operationseinheit möglichst ausgelastet ist.

Für Operationen mit besonders hohem Infektionsrisiko (Gruppe a), z.B. Gelenkoperationen und Transplantationen, ist ebenfalls eine eigene Funktionseinheit vorzusehen, die mit einem eigenen Einleitungs-, Ausleitungs- und Waschraum ausgestattet ist.

Bei den übrigen Operationseinheiten (Gruppe b) können 2 Operationsräume einen gemeinsamen Waschraum oder auch einen gemeinsamen Ausleitungsraum nutzen. Dem aufmerksamen Beobachter wird hier auffallen, daß bisher in der BGA-Anlage nur der gemeinsame Waschraum möglich war (Abb. 2).

Eine weitere Vereinfachung ist bei den Personalschleusen zu registrieren. Die bisherige Forderung nach einer sog. Dreiraumschleuse wird aufgegeben. Künftig ist nur eine Zweiraumschleuse erforderlich, die aus einem unreinen Raum zum Umkleiden und einem reinen Raum zum Anlegen der Operationskleidung sowie des Kopf-, Mund- und Nasenschutzes besteht.

Flächenvergleich

Mit diesen Vorschlägen können erhebliche Nutz- und Verkehrsflächen eingespart werden. Eine Quantifizierung dieser Aussage soll durch ein Simulationsbeispiel verdeutlicht werden.

In Abb. 3a sind nach der bisher geforderten Anordnung 5 aseptische Funktionseinheiten in einer aseptischen Teilstelle und – davon deutlich räumlich getrennt – eine septische Funktionsstelle mit allen zugehörigen Nebenräumen sowie Erschließungs- und Personalräumen als septische Teilstelle vorgesehen.

Die Abb. 3b zeigt die gleiche Anzahl an Operationseinheiten mit zugehörigen Nebenräumen, allerdings in der durch die angestrebte Neufassung der BGA-Anlage möglichen Form. Es gibt also:

– Eine durch eine Flurtür abgetrennte Funktionseinheit für Operationen an infizierten Organen oder Geweben mit eigener Patientenübergabe (die bisherige Patientenschleuse) und gesonderter Entsorgungsschleuse
– Eine Operationseinheit für Patienten mit besonders hohem Infektionsrisiko mit eigenem Einleitungs-, Ausleitungs- und Waschraum
– Operationseinheiten, die neben eigenen Ein- und Ausleitungsräumen einen gemeinsamen Waschraum haben
– Als Zweiraumschleusen ausgebildete Personalschleusen. Dabei ist berücksichtigt, daß hier weitere Personalschränke angeordnet werden müssen, weil die Personalschleusen für die septische Funktionseinheit entfallen

Insgesamt können auf diese Weise in der Funktionsstelle $9,60 \text{ m} \cdot 20,00 \text{ m} = 192 \text{ m}^2$ Gesamtfläche oder rund $17,00 \text{ m} \cdot 9,00 \text{ m} = 153 \text{ m}^2$ Nutzfläche eingespart werden. Das sind über 16% der vorhandenen Flächen.

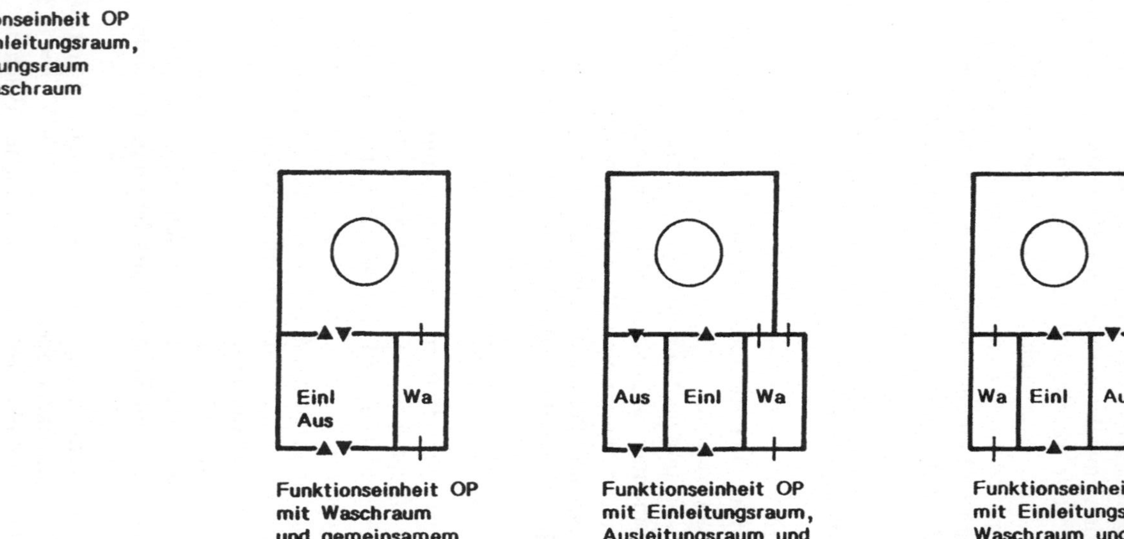

Abb. 2. Funktionseinheiten Operation mit unterschiedlichen Räumen der Vorzone

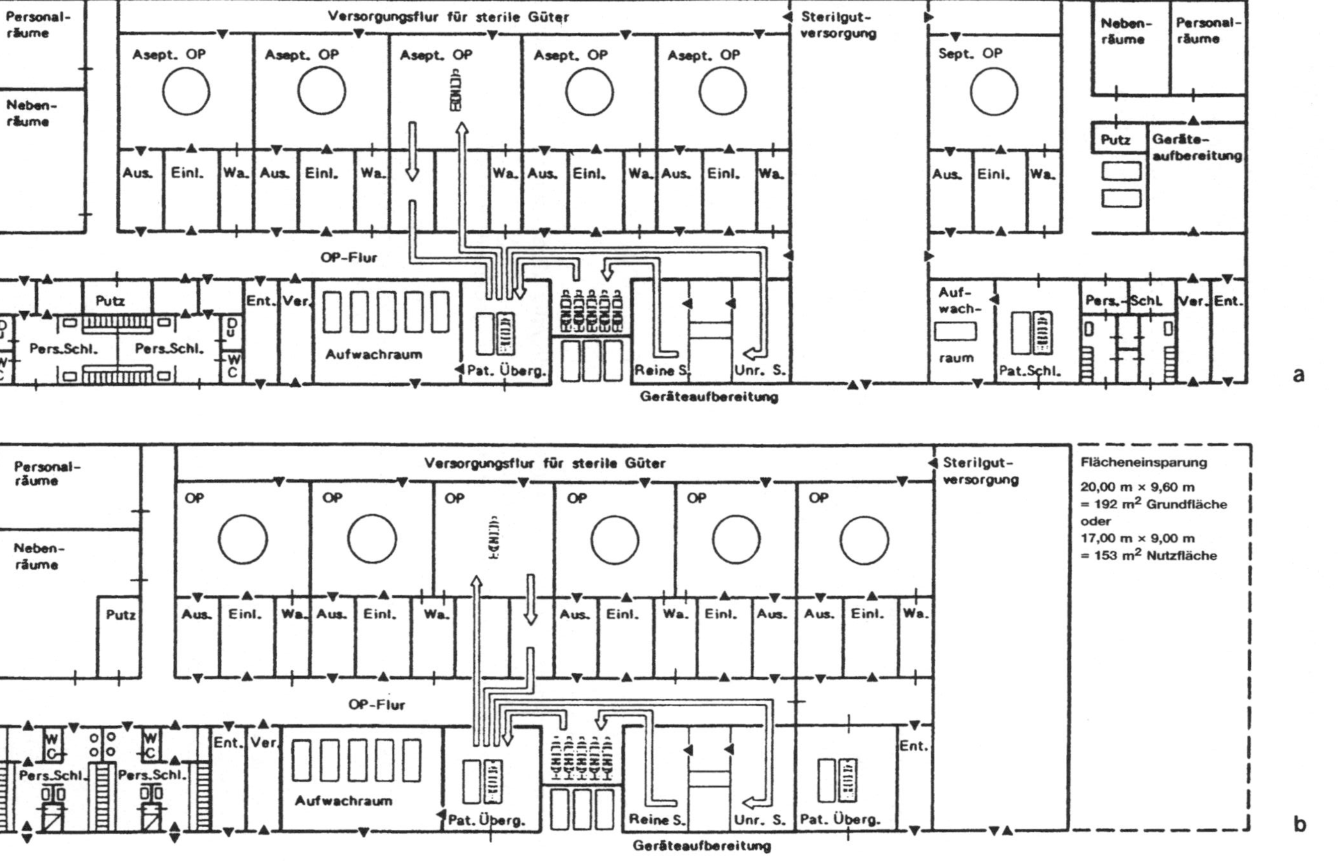

Abb. 3a, b. Funktionsstelle Operation mit *a* getrennten Teilstellen für aseptische und septische Operationen, *b* abgetrennter Funktionseinheit für Operationen an infizierten Organen oder Geweben

136

Kostenauswirkungen

Legt man die eingangs erwähnten 15.000 DM/m^2 Nutzfläche zugrunde, dann ergeben sich Einsparungen von 153 · 15.000 = 2,3 Mio. DM Investitionskosten. Diese Summe gewinnt noch an Bedeutung, wenn man an die viel wichtigeren, weil jährlich anfallenden Folgekosten denkt. Wenn sich auch der Personalschlüssel bei der sparsameren Lösung nicht verändern dürfte, so treten Einsparungen bei den Kosten für Energie, Reinigung und Bauunterhaltung ein. Sie gelten für die Lebensdauer des Gebäudes, die mit ca. 60 Jahren angesetzt werden muß.

Selbst wenn es nur 50.000 DM/Jahr sein sollten, ergibt sich bei vereinfachten Annahmen insgesamt ein Betrag von 3 Mio. DM. Mit den Investitionskosten zusammen sind das über 5 Mio. DM, um die es hier geht, ein sicherlich wichtiger Aspekt.

Voraussetzung der Realisierung

Die Blütenträume einer derartigen Einsparung in der deutschen Krankenhausplanung können nur reifen, wenn die BGA-Hauptkommission die Ideen der Arbeitsgruppe „Funktionell-bauliche Maßnahmen" akzeptiert und wenn sich die Berufsgenossenschaften entschließen, ihre Anforderungen für die Zulassung von Krankenhäusern zur Behandlung schwer Unfallverletzter in diesem Punkt wohlverstanden zu interpretieren.

Die hier wesentlichen Anforderungen des Anhangs 4 lauten:

Operationsabteilung:
1. Geschlossene aspetische Operationsabteilung, dabei ein OP-Raum ausschließlich für Knochen- und Gelenkoperationen sowie für andere Operationen mit vergleichbaren hohen Anforderungen an die Asepsis,
2. räumlich von der aseptischen Operationsabteilung getrennte Möglichkeiten für septische Operationen mit eigenem Ein- und Ausgang,
3. getrennte Vorbereitungsräume und Waschgelegenheit für jeden OP-Bereich,

Alles diese Forderungen sind meines Erachtens mit dem von mir vorgestellten Kompromißvorschlag erfüllt. Zur Vermeidung von Mißverständnissen wäre es sicher wünschenswert, daß die Berufsgenossenschaften ihren Text etwa modifizieren.

Wenn diese Tagung eine solche Entwicklung bewirken würde, dann hätte sie nicht nur einen wichtigen Beitrag zur Eindämmung der Kosten im Gesundheitswesen geleistet, sondern auch einen Meilenstein auf dem Weg zur Einigung in einer wichtigen Frage der Krankenhausplanung gesetzt.

Operationsfunktionseinheit aus chirurgischer Sicht und aus der Sicht des Beratenden Arztes eines Landesverbandes

J. Probst

Asepsis – operative Maxime

Die Herstellung und Bewahrung der *Asepsis* im operativen Bereich und seinem Umfeld ist das Alpha und Omega aller Maßnahmen [9, 10], mit denen wir gleichermaßen dem Prinzip des Nil Nocere wie dem schon naturrechtlich begründeten Anspruch des Patienten auf *Schadensabwendung* nachzukommen trachten. Mit Einführung der Asepsis vor einem Jahrhundert als chirurgischer Konsequenz der naturwissenschaftlichen Erkenntnis des Wesens und der Bedeutung der Wundinfektion ist die Verfolgung des Grundsatzes der Asepsis zur allesbeherrschenden Maxime der operativen Chirurgie geworden. Das Wesen der chirurgischen Infektionen, die als ubiquitäre Bedrohung fortbestehen, gebietet es nach wie vor,,,alle geeigneten Mittel" einzusetzen, um die Realisation dieser Bedrohung zu verhindern. Unabhängig von anderen rechtlich fundierten Ansprüchen und Schutzgesetzen kommt im Bereich der gesetzlichen Unfallversicherung die bestimmende Funktion des § 556 RVO mit der bekannten Sentenz der Wiederherstellung *„mit allen geeigneten Mitteln"* zur Geltung; die Anwendung dieses Rechtssatzes erschöpft sich nicht nur in der Praktizierung der geeigneten Mittel mit positiver Handlungsgestaltung, sondern ebenso in abwehrender Tätigkeit, der Ausschaltung schädlicher Wirkungen, gleichermaßen in unmittelbarer wie in mittelbarer Aktion und Reaktion [7].

Unabdingbarkeit der Asepsis

Die Unabdingbarkeit der Prinzipverfolgung leitet sich ab aus der zur Zeit unwiderlegbaren Erkenntnis, daß die Herstellung und Bewahrung der Asepsis die chirurgische Infektion denkmodellmäßig ausschließt; daß es in der täglichen Praxis einige erkennbare und noch viel mehr nicht nachweisbare, aber doch zu vermutende Lücken gibt, die der chirurgischen Infektion dennoch eine Realisationsmöglichkeit eröffnen, steht dem Prinzip und seiner striktesten Anwendung nicht entgegen, ist insbesondere nicht im mindesten eine Handhabe, in der Schärfe und Konsequenz nachzulassen oder sachfremden Erwägungen eine Beeinflussung einzuräumen. Insbesondere zählen fiskalisch/kostenmäßige Zugeständnisse, die sich gegen die Asepsis richten können, zu den sachfremden Einflüssen, die dem Zweck der Krankenbehandlung zuwiderlaufen. Den Hinweis auf die übrigens falsch verstandene, Unverhältnismäßigkeit der nötigen Mittel, beispielsweise in Anspielung auf den nur kleinen Personenkreis, der dem Schutz der gesetzlichen

Unfallversicherung anvertraut ist, darf man nicht gelten lassen, denn *es gibt keine eingeschränkte Asepsis [10]*, sondern jegliche Einschränkung bedingt eine zumindest fakultative Non-Asepsis; andernfalls stiege das Risiko der chirurgischen Infektion bei Auslassung der Grundsätze der Asepsis sofort stark an und verursachte schwere Schäden, deren Kosten diejenigen der Asepsispflege vielfach überträfen.

„Disziplin ist das Rückgrat der Asepsis"

Der materiellen Erfordernis stellt sich die immaterielle an die Seite; diese betrifft das persönliche Verhalten der in der Operationsabteilung handelnden und sich aufhaltenden Personen. An diese sind größtmögliche Anforderungen der Disziplin zu stellen, so daß der aus einem anderen Daseinsbereich abgewandelt übernommene Leitsatz „Disziplin ist das Rückgrat der Asepsis" [12] durchaus seine Berechtigung hat. Weil letztlich alles vom asepsisgerechten persönlichen Verhalten abhängt, sind die materiellen Voraussetzungen deswegen unverzichtbar, um die größtmögliche technische Sicherheit der nicht auszuschließenden ungewollten menschlichen Nachlässigkeit gegenüberstellen zu können [1, 6].

Alle ständig wiederholten Einwände, die insbesondere vor dem Hintergrund der vermeintlichen Kostendämpfung das Prinzip der Asepsis zu unterlaufen versuchen, gehen an der Wirklichkeit des täglichen chirurgischen Lebens, d.h. auch an der menschlichen Unvollkommenheit, vorbei. Freilich trifft es zu, daß ein kontaminierter Operationsraum in kürzester Frist technisch dekontaminiert d.h. die Raumasepsis also wiederhergestellt werden könnte [2–5, 8, 14]. Dadurch würde der disziplinäre Anteil jedoch überhaupt nicht beeinflußt.

Philosophie der Durchsetzung von Vorschriften

Vergleichbar sind die lebensmittelrechtlichen Vorschriften über die zur Aufbewahrung von Lebensmitteln vorgesehenen Behältnisse, die nicht für andere Zwecke benutzt werden dürfen. Denkbar wäre die technische Nutzung eines Flüssigkeitsbehälters sowohl für Milch als auch für Mineralöl unter dem Gesichtspunkt, daß der Milchtransport nur einmal täglich stattfindet und daher die teuren Behältnisse nur unzureichend, also unökonomisch genutzt werden.

Es besteht kein Zweifel daran, daß sowohl nach dem Milch- als auch nach dem Mineralöltransport die technische Wiederherstellbarkeit der absoluten Sauberkeit, d.h. der Beseitigung auch der allerletzten Spuren des jeweiligen Mediums, möglich wäre. Dennoch macht der Gesetzgeber von dieser Möglichkeit keinen Gebrauch, sondern räumt durch rechtliche Sanktion der Behandlung der Lebensmittel einen Vorbehaltsanspruch ein, der nur verständlich ist aus der Einsicht, daß die Zulassung einer wechselseitigen Benutzung auch deren Mißbrauch – und geschähe dieser nur fahrlässig – nicht mehr ausschlösse.

Die Herstellung der absoluten Sauberkeit des Behältnisses wäre durch technische Verfahren verhältnismäßig einfach zu bewerkstelligen, auch in dem erforderlichen Umfang zu kontrollieren, d.h. die Einhaltung denkbarer Vorschriften sicherzustellen. Dennoch hat sich der Gesetzgeber auf ein derartiges Verbanquespiel – es wäre in der Tat ein solches – nicht eingelassen, sondern stattdessen ein sogar besonders strenges Lebensmittelbehandlungsgesetz erlassen.

In dem ungleich schwierigeren Bereich der operativen und chirurgischen Asepsis hat der Gesetzgeber auf eine unmittelbare legislative Einwirkung verzichtet; freilich ist dieses generell durch die Sorgfaltspflicht gegeben und damit vorhanden.

Grundsätze

Die Schlußfolgerungen aus diesen Erkenntnissen lauten unverändert:

1. Der Schlüssel der Asepsis liegt im sachgerechten *persönlichen Verhalten* der handelnden Personen, zu denen Ärzte, Pflegepersonen und Hilfskräfte zählen. Synonym dem sachgerechten persönlichen Verhalten ist die aseptische Disziplin [12]. Es versteht sich von selbst, daß diese sich nicht auf den abgegrenzten Operationsbereich beschränkt, sondern auch das Umfeld, insbesondere den Zulieferbetrieb, die Erstversorgung und nicht zuletzt den Patienten und dessen Umfeld, nämlich die Station, einbezieht.
2. Als wesentliche Voraussetzung zur Herstellung der technischen Asepsis und zugleich zur Bewahrung der hergestellten Asepsis sind *bauliche und organisatorische Bedingungen* zu erfüllen, die das persönliche Verhalten lenken, ungewollte Verhaltensfehler nach Möglichkeit ausschließen und zumindest mit Aussicht auf Erfolg helfen, gewollte Verhaltensfehler zuverlässig zu verhindern. [1, 9, 10].
3. Sowohl das diziplinarische als auch das technische Asepsisprinzip müssen sich an der Erkenntnis orientieren, daß *menschliche Verhaltensfehler* Singularitäten sind, die ggf. durch Aufklärung, Belehrung, Überwachung und nötigenfalls Sanktionen zu *eliminieren* wären, denen aber grundsätzlich sofortige Abstellbarkeit eigen ist, während bauliche Gegebenheiten eine dauerhafte Wirkung haben, die durch organisatorische Maßnahmen erfahrungsgemäß nur unzureichend zu beeinflussen sind. Hier ist bei Bestehen eines Fehlers am Bau oder in der Einrichtung von einem dauerhaften Zustand auszugehen [1].

Auf die Maßnahmen zur Einhaltung der Asepsisdisziplin sei hier nur hingewiesen, wie diese durch Erziehung einerseits und ständige Information andererseits zu sichern ist. Dabei spielen Zwangsführungen der Wege und Beschilderungen sowie zweckmäßige Lagerung der Operationsbekleidung eine besondere Rolle [12].

140

Baulich-technische Voraussetzungen

Die baulich-technische Seite als die gewissermaßen statische Voraussetzung der
Asepsis wird in zunehmendem Maße bestimmt von der Gesamtorganisation eines
Krankenhauses, in der heute der Typ der interdisziplinären Operationsabteilung
vorherrscht. Dies bedeutet, daß bei zwar einheitlichem Personalkörper im Opera-
tionspflegepersonal „innerbetrieblich" (auf die Operationsabteilung bezogen) wenig Asepsisprobleme entstehen, jedoch voneinander unabhängige ärztliche Perso-
nengruppen auftreten, die auch nicht ein unbedingt einheitliches Asepsis-
verständnis verbindet und deren Patienten aus, im Hinblick auf die Asepsis,
unterschiedlich verfaßten Stationen zugeführt werden. Die frühere Situation, daß
die einzelnen Disziplinen eines Krankenhauses über eigene Operationseinheiten
verfügten, ist weitgehend nicht mehr gegeben.

Besondere Anforderungen in der Unfallchirurgie

Dies erfordert für den besonders empfindlichen unfallchirurgischen Aufgabenbe-
reich besondere Maßnahmen, mit deren Hilfe die erforderliche Asepsis bestmög-
lich gewährleistet werden kann. Die Gründe für die Sonderstellung der Unfallchirurgie ergeben sich zusammengefaßt aus den Bedingungen der traumatisch
entstandenen Wunde, dem posttraumatischen Allgemeinzustand des Patienten und
der gesteigerten Wundheilungsstöranfälligkeit bestimmter Gewebe, insbesondere
von Knochen und Gelenken [7, 13]. Als organisatorischer Umstand kommt die
Plötzlichkeit des Verletztenanfalls, die dem geregelten Programmablauf entgegen-
steht, hinzu. Unter diesen Voraussetzungen erschöpft sich die Gesamtheit aller
Bedingungen nicht in der Beschränkung der unfallchirurgischen Operation auf
einen Operationssaal unter mehreren anderen schlechthin. Vielmehr bedarf dieser
eine einer weitgehenden Autarkie, die jede denkbare Störung des Asepsisprinzips
ausschließt. Diese Autarkie schließt auch die Raumgröße ein, die dem häufig
erweiterten technischen Aufwand, etwa durch mehrere Röntgenfernsehbildwand-
ler, durch Extensionsgeräte, durch simultanen Einsatz mehrerer Operationsteams
gerecht zu werden vermag. Auch muß der Erfordernis der Auslegung fakultativ
vorbereiteter Operationssets Rechnung getragen werden; es stört die Asepsis,
wenn evtl. benötigte Instrumentarien erst von außen herangeholt werden müssen
und dadurch eine schädliche Unruhe hervorgerufen wird [7].

Die Vorhaltung dieser Operationseinheit ausschließlich für die Unfallchirurgie
ergibt sich auch aus der Notwendigkeit stetiger Einsatzbereitschaft [7]. Eine
anderweitige Verwendung dieser Einheit kommt daher grundsätzlich nicht in
Betracht, während vom Asepsisprinzip her Eingriffe mit gleichem Asepsisan-
spruch als zulässig erachtet werden könnten.

Die ständige Verfügbarkeit und die Aufrechterhaltung aseptischer Verhältnisse
erfordert es auch, diesem Operationssaal seine eigene, geschlossene Wascheinrich-
tung zuzuteilen. Diese darf sich selbstverständlich nicht im Operationssaal befinden, wobei nicht nur Feuchtigkeitsprobleme, sondern auch die Luftverwirbelung
eine Rolle spielen.

Nebenräume

Im unmittelbaren Vorfeld des Operationssaals kommt dem Einleitungsraum besondere Bedeutung zu. Dieser muß auch aus anderen Gründen als denen der Asepsis für jeden Operationsraum einzeln zur Verfügung stehen, damit einerseits der Arbeitsablauf gegenseitig nicht behindert, andererseits aber auch der Operationssaal selbst nicht von den zahlreichen Verrichtungen, die in dieser Phase stattfinden, beeinträchtigt wird. Nicht das geringste Problem stellt die Lagerung des Patienten dar, die in diesem Raum vorzunehmen ist.

Anders verhält es sich mit dem Ausleitraum, in welchem chirurgische Handlungen nicht mehr vorgenommen werden; diesen Raum erreicht der Patient bereits mit fertiggestelltem Verband. Eine Kontaminationsgefahr vom Vorgänger oder Nachbarn her ist nicht gegeben. Daher kann, was auch organisatorisch keine Schwierigkeiten herbeiführt, ein Ausleitraum für 2 benachbarte Säle benutzt werden. Auch der Aufwachraum innerhalb der Operationsabteilung bereitet insoweit keine Probleme.

Besteht die Operationsabteilung aus einer größeren Zahl von Sälen, so ist fachgebietbezogene Asepsisabstufung ebenso zweckmäßig wie die Zuweisung fester Plätze an die einzelnen Abteilungen, um sowohl die spezifischen Keimspektra lokal einzugrenzen als auch der Mobilität im Gesamtbereich Zügel anzulegen.

Problematisch hat sich im kleineren Krankenhaus erwiesen, dem Chirurgen sowohl den unfallchirurgischen als auch den allgemeinen chirurgischen Operationssaal vorzubehalten, wie das in den berufsgenossenschaftlichen Zulassungsanforderungen vorgeschrieben ist. Die Begründung hierfür ergibt sich aus dem Erfordernis der Verfügbarkeit und der „Sauberhaltung" des unfallchirurgischen Operationssaals; d.h. der Chirurg soll nicht genötigt werden, wegen Fremdbelegung des allgemeinen chirurgischen Opterationssaals durch eine fachfremde Operation mit seinem nicht unfallchirurgischen Eingriff in den Unfalloperationssaal ausweichen zu müssen; dies stünde sowohl der Asepsisanforderung als auch der Verfügbarkeit entgegen. Schon vor 10 Jahren (1979) wurde deswegen im Landesverband Bayern der gewerblichen Berufsgenossenschaften der sog. „Eingriffsraum" eingeführt, der auch vom Bayerischen Staatsministerium für Arbeit und Sozialordnung akzeptiert worden ist. Dieser innerhalb oder außerhalb der aseptischen Operationsabteilung angesiedelte Operationsraum soll insbesondere dem Gynäkologen die Möglichkeit geben, unter operationsgemäßen Bedingungen Eingriffe durchzuführen, die seinem Asepsisbedürfnis entsprechen, ohne daß zwingend ein „großer" Operationssaal belegt werden muß. Diese Regelung betrifft insbesondere kleinere zugelassene Krankenhäuser, die wegen Rückgangs der geburtshilflich-gynäkologischen Belegung einen eigenständigen gynäkologischen Anspruch auf einen Operationssaal nicht mehr durchsetzen konnten.

142

Septischer Operationssaal

Die Frage bezüglich des septischen Operationssaals hat sich in den letzten Jahren in meinem Beratungsbereich durchweg dahingehend geklärt, daß noch vorhandene Integrationen beseitigt, d.h. in der Abteilung befindliche septische Operationssäle – meistens ein Saal – herausgelegt wurden; in der Regel geschah das im Zusammenhang mit einer räumlichen Aufstockung unter Umwidmung des septischen Saales und Neuerrichtung eines solchen außerhalb der Abteilung.

Jetzt sehen die meisten Grundrisse, vollzogen oder in Planung, so aus, daß der septische Operationssaal entweder an ganz anderer Stelle errichtet ist oder aber in der Nähe der aseptischen Operationsabteilung liegt, jedoch völlig getrennt von dieser, ausgestattet mit eigenen Nebenräumen und gesonderten Zugang und ohne Übertrittsmöglichkeit für das Personal. Sogenannte Notfalltüren dürfen nur dieser Funktion dienen und müssen entsprechend gekennzeichnet sein; sie dürfen keine Rückkehrmöglichkeit zulassen.

Schleusen

Ein in vielen Krankenhäusern leidiges Thema sind die Schleusenanlagen für Patienten und für Personal. Hier fehlt es häufig an Raum für die nachträgliche Errichtung; trotzdem ist es mir immer gelungen, irgendeinen Ausweg zu finden, um das Schleusenprinzip zu verwirklichen. Das geht gelegentlich nicht ohne Opferung eines anderen Raums und damit manchmal nur unter Zugriff auf Räumlichkeiten einer anderen Abteilung. Die Bedeutung der Schleusen ist jedoch so vorrangig, daß Chefärzte, Verwaltungen und Träger nachdrücklich überzeugt werden müssen, daß die Aufrechterhaltung der Zulassung ohne Einführung der Schleusen nicht zu vertreten ist.

Die Patientenschleuse stellt, abgesehen von der Platzfrage und der Frage der Zugangswege, geringere Probleme. Dabei kommt es weniger auf die Anbringung hochwertiger technischer Einrichtungen an als auf die Erzwingung einer klaren Trennung von Außen- und Innenbereich sowie von Stations- und Operationspersonal. Die Patientenschleuse stellt nicht nur technisch-hygienisch, sondern auch vom Asepsisprinzip her die unübersteigbare Gesetze zwischen Operationsabteilung und Umfeld dar. Die Abstufung der Patientenschleuse als bloße Übergabe und die Abzweigung der septischen Patienten erst nach dieser Übergabe wäre im Sinne des Asepsisprinzips ein Widerspruch in sich. Die Trennung zwischen aseptischem und septischem Operationsbereich muß *vor* den Schleusen erfolgen.

Mehr Probleme bereitet die Personalschleuse, wenn es sich um deren nachträglichen Einbau handelt. Regelmäßig werden völlig unzureichende Behelfslösungen angetroffen, die auch ein mangelhaftes Verständnis für die Funktion der Schleuse vermuten lassen; wer aber selbst den Sinn der Sache nicht erfaßt hat, kann diesen auch dem Krankenhausträger nicht vermitteln.

Alle Personen, die im Operationsdienst tätig und außerdem in irgendeiner Weise am Stationsbetrieb beteiligt sind – Chefarzt, Oberarzt, Stationsarzt, Anästhesist –, sind Hauptkeimträger, für die die Einschleusung mit Totalentkleidung und Zwischendesinfektion die größte Bedeutung hat, da sie gewissermaßen Zwischenwirte sind [9, 10, 12]. Die Berührungsintensität des nur im Operationsdienst eingesetzten Personals ist geringer; im Falle der Mitverwendung dieses Personals in der Ambulanz ergibt sich aber auch für diese Mitarbeiter eine gesteigerte Kontamination.

Die baulich-funktionelle Konzeption [1] der Operationspersonalschleuse erfordert das 3-Kammer-System für A) vollständige Kleiderablage einschließlich Strümpfe, B) Operationskleidung einschließlich Kopf- und Gesichtsmaske, C) Entkleidung nach der Operation; anstelle der Kammer C genügt ein separater Ausgang, der ausschließt, über B nach A gelangen zu können; die Ablage des Operationsschutzmantels erfolgt bereits im Ausleit- oder Entsorgungsbereich des benutzten Operationssaals; das Wiederanlegen der Außenbekleidung erfolgt in der Kammer A. Wichtig ist, die Außenschuhe bereits vor der Kammer A ablegen zu lassen. Ideal ist eine Benutzbarkeit der Kleiderablage A von 2 Seiten, d.h. sowohl von der Zugangsseite als auch von der Ausgangsseite aus, wozu die Schränke zum Durchreichen konstruiert sein müssen.

Ausgeschlossen werden muß unbedingt die Ausschleusung durch die Einkleidungskammer B; dies würde deren Wert praktisch vernichten. Wenn in bereits vorhandenen Operationseinheiten die zur Ausschleusung erforderliche Kammer C aus baulichen Gründen nicht dargestellt werden kann, bietet sich als Ausweg an, die Operationsabteilung über die Materialentsorgung zu verlassen und sich „außen herum" zur Kammer A zu begeben.

Herzstück der Personalschleuse ist die Operationseinkleidungskammer B, deren Integrität nicht in Frage gestellt werden darf. Mit den räumlichen Vorgaben allein ist es jedoch nicht getan, sondern es sind auch reglementierende Verhaltensvorschriften über das Anlegen der Operationskleidung zu erlassen, zu beachten und zu überwachen. Die Wäschebevorratung muß keimabwehrend erfolgen. Zusätzlich zu dem Regelschema von Steuer empfiehlt es sich, nicht nur vor dem Betreten, sondern auch beim Verlassen der Einkleidungskammer B eine hygienische Händedesinfektion vorzunehmen.

Zu den Präventivmaßnahmen gehören selbstverständlich auch die Ver- und Entsorgungsmaßnahmen der Geräte, insbesondere des fahrbaren Geräts.

Ein wenig beachteter, obwohl sehr wichtiger Operationsbereich ist das Aufenthaltszimmer, das in der Praxis auch Frühstückszimmer ist. Auch bei Beachtung aller lebensmittelrechtlichen Vorschriften sind sämtliche Lebensmittel als kontaminiert zu betrachten. Es wäre am besten, diesen Aufenthaltsraum extra atrium zu legen, doch stößt dies insbesondere in kleineren Abteilungen auf anderweitige Schwierigkeiten, während große und zumal interdisziplinär genutzte Operationsabteilungen wegen der damit verbundenen unkontrollierbaren Mobilität von einer derartigen Einrichtung grundsätzlich freigehalten werden sollten.

144

Wechsel der Operationskleidung

In diesem Zusammenhang sei noch darauf hingewiesen, daß der einmal angelegte Operationsanzug nicht für den ganzen Operationstag reicht, sondern nach größeren Eingriffen sowie nach dem Aufenthalt im Frühstückszimmer und selbstverständlich nach dem Aufsuchen der Toilette zu wechseln ist. Kopf- und Gesichtsmaske – letztere sollte schon aus erzieherischen Gründen nicht gedankenlos als „Mundschutz" bezeichnet werden – sind dagegen nach jedem Eingriff bzw. im Ablauf langdauernder Eingriffe in angemessenen Abständen zu erneuern, was selbstverständlich auch für die Anästhesiegruppe gilt.

Asepsisbewußtsein

Die „Operationsfunktionseinheit" umfaßt darüber hinaus insbesondere eine große Zahl von Verhaltensabläufen, die alle ein wachsames Asepsisbewußtsein erfordern: peinliche Sorgfalt in der Operationsbekleidung, Unterlassung jeglicher Unterhaltung sowohl des Operations- als auch des Anästhesieteams, Vermeidung des Abwurfs auf den Boden, Unterlassung des Umhergehens und damit Vermeidung der Verwirbelung, deswegen auch Geschlossenhalten der Türen, Einweisung und Beaufsichtigung von Gästen u.a.

Die Maxime der Asepsis im Operationssaal und in dessen weiträumigem Umfeld ist angewandte [13], auf einen spezifisch sensiblen Bereich bezogene Hygiene. Es erscheint angebracht, jedem, der die Operationsabteilung betritt, dies schon durch das Vorhandensein einer *Verhaltensanweisung* immer wieder wie ein Exerzierreglement erneut ins Bewußtsein zu rufen. Dieses Bewußtsein ist als Motivation eines „Nil-Nocendam-Verhaltens" wichtiger als ein akademischer Streit über „Fakten und Mythen" [11], vor allem, wenn ein solcher vom wachen Bewußtsein der Unwiederholbarkeit des chirurgischen Augenblicks zu theoretischen, von der chirurgischen Wirklichkeit wegführenden und möglicherweise an außerchirurgischen Gesichtspunkten orientierten Erörterungen führt. Das am Salus aegroti ausgerichtete chirurgische Handeln ist nicht auslegungsbedürftig.

Wachsamkeit richtet sich nicht auf Angekündigtes, sondern auf noch nicht realisierte, aber realisationsfähige Risiken. Auch hier gilt Cromwells Wort: „Seid wachsam und haltet euer Pulver trocken!"

Literatur

1. Burkhardt F, Steuer W (Hrsg) (1989) Infektionsprohylaxe im Krankenhaus, 2. Aufl. Thieme, Stuttgart New York
2. Daschner, F (1989) Cost – effectiveness in hospital infection-controllessons for the 1990s. J Hosp Infect 13:325–336
3. Daschner F (1987/88) Gemeinsame Benützung zentraler Operationsabteilungen. Chir Praxis 38:577–578
4. Daschner F (1989) Trennung zwischen septischen und aseptischen Operationsräumen. Chir Praxis 41:29–30
5. Daschner F, Rüden F, Rotter H M (1989) Kostendämpfung durch Krankenhaushygiene. Dtsch Aerztebl 86/6:228–231 (mit Diskussionsbeiträgen 86/39:1927–1928
6. Eckert P, Rodewald G (Hrsg) (1977) Hygiene und Asepsis in der Chirurgie. Thieme, Stuttgart
7. Hierholzer G, Ludolph E, Watermann F (Hrsg) (1982) Hygieneanforderungen an Operationsabteilungen. Springer, Berlin Heidelberg New York
8. Huebner J, Frank U, Kappen J, Just H-M, Noeldge G, Geiger K, Daschner F D (1989) Influence of architectural design on nosocausial infections in intensive care units – a prospective 2-year analysis. Intensive Care Med 15:179–183
9. Kanz E (1971) Aseptik in der Chirurgie. Urban & Schwarzenberg, München Berlin Wien
10. Kanz E, Kanz C (1985) Die Praxis der Krankenhaushygiene – gestern und heute –. Hyg Med 10:75–80, 98–104, 191–198, 282–291, 328–333, 389–397, 515–519
10a. Kanz E, Kanz C (1986) Die Praxis der Krankenhaushygiene – gestern und heute –. Hyg Med 11:25–31, 74–76, 132–148, 216–218, 251–257
11. Kappstein I, Daschner F (1989) Infektionsprophylaxe: Fakten und Mythen. Z Orthop 127:467–470
12. Probst J (1978) Hygienische Erfordernisse in operativen Bereichen. Arzt Krankenh 63:50–54
13. Rudolph H (Hrsg) (1980) Die Prophylaxe chirurgischer Infektionen. V. Rotenburger Symposium. Sasse, Rotenburg
14. Rüden H (1987/88) Gemeinsame Benützung zentraler Operationsabteilungen. Chir Praxis 38:578–579

Raumluftbedingungen für Operationen
mit hohem Infektionsrisiko aus hygienischer Sicht

K. Botzenhart

Die Übertragung von Infektionen durch luftgetragene Partikel hat als erster Fracastoro [5] postuliert, wie es der Erfahrung bei verschiedenen Infektionskrankheiten entsprach. Unter den Chirurgen war es Lister, der v.a. aufgrund der Arbeiten von Pasteur versuchte, derartige Infektionen durch antimikrobielle Maßnahmen zu bekämpfen [7]. Als Robert Koch vor ca. 100 Jahren feste Nährmedien entwickelte, wurde es möglich, die Erreger von Wundinfektionen durch die Luft nach Art und Menge zu bestimmen.

Die so gewonnenen Erkenntnisse wurden der Anlaß zu Schutzvorkehrungen, die auch heute noch zur allgemein anerkannten Basis der Operationssaalhygiene gehören: der vom übrigen Krankenhaus abgetrennte Operationssaal bzw. -trakt, die Beschränkung der Personenzahl und des Personenverkehrs im Operationssaal, das Tragen von steriler Kleidung, Mundschutz, Haube u.a. sowie eine zugfreie und möglichst saubere Belüftung. Eine gezielte Entkeimung der Luft erhoffte man sich von der UV-Bestrahlung, deren Wirkung aber im allg. hinter den Erwartungen zurückblieb.

Untersuchungen über die Natur der keimtragenden Partikel in der Luft ließen 2 Klassen erkennen: eine Gruppe von Partikeln mit 10–20 µm, im Mittel 14 µm Durchmesser, die überwiegend von Hautschuppen und ähnlichen Schmutzteilchen gebildet werden, daneben eine zweite Gruppe mit ca. 2–5 µm Durchmesser, sog. Tröpfchenkerne, die von verdunsteten Wassertröpfchen stammen oder als Pilzsporen freigesetzt werden [9].

Gegen Ende der 60er Jahre geriet die Situation in Bewegung. Einerseits wurde unter dem Schlagwort „Gasbrand aus der Klimaanlage" die konventionelle Lüftungstechnik als hygienisch unzureichend bezeichnet, andererseits für die Hüftgelenkimplantationen die ursprünglich für die Mikroelektronik entwickelte Reinraumtechnik eingesetzt.

Die Vorstellung, daß Klimaanlagen oder, nach dem Terminus technicus, „Raumlufttechnische Anlagen" (RLT-Anlagen) zur Ausbreitung von Infektionen führen könnten, fand 1978 mit der Legionellenepidemie in Philadelphia eine drastische Bestätigung [6]. Sie hatte aber bereits vor diesem Zeitpunkt in Deutschland zu intensiven Überlegungen und Untersuchungen über die Bedeutung von RLT-Anlagen für die Ausbreitung oder Prophylaxe von Infektionen geführt, deren Ergebnis die Neufassung der DIN 1946, Teil 4 „Lüftung in Krankenhäusern" war.

RLT-Anlagen können unter folgenden Umständen zur Verbreitung von Infektionserregern führen:

- Ansaugung und Verteilung verunreinigter Außenluft
- Ansaugung und Verteilung verunreinigter Luft aus dem Gebäude oder aus Installationsteilen
- Verkeimung der Luftbefeuchter

Diese Umstände können auf Fehlern in der Konstrukton oder Schäden an der Anlage beruhen und sollten sich bei Beachtung der DIN 1946, Teil 4, vermeiden lassen.

Die einschlägigen Untersuchungen haben aber auch gezeigt, daß der Keimgehalt der Luft im Operationssaal nicht von der Klimaanlage bestimmt wird, sondern von den sich dort aufhaltenden Personen und deren Verhalten. Bei großer Aktivität oder starkem Personenverkehr kommt es zu hohen Luftkeimzahlen, im leeren Operationssaal gehen sie dagegen fast auf Null zurück [3]. Auch durch intensiven sterilgefilterten Luftwechsel können kurzfristige Spitzen der Luftkeimkonzentration nach stärkeren Freisetzungen nicht vermieden werden. Bei konventioneller Lüftung verteilen sich die keimtragenden Partikel gleichmäßig, unkontrollierbar und unvorhersehbar im Raum.

Diese Mängel lassen sich durch die Technik der turbulenzarmen Verdrängungsströmung vermeiden, mit der auch bei voller Operationsaktivität die Keimkonzentrationen auf etwa 10 KBE/m^3 reduziert werden können, was vorher unmöglich war. Mit dem Sinken der Luftkeimzahl vermindert sich auch die Zahl der im Wundbereich sedimentierenden und aus der Wunde isolierbaren Keime [2].

Charnley u. Eftekhar [4] haben dieses Verfahren 1969 für den alloplastischen Hüftgelenkersatz nutzbar gemacht und über wesentliche Senkungen der Häufigkeit von Wundinfektionen (von ca. 9 % auf weniger als 2 %) berichtet. Viele andere Chirurgen haben ähnliche Befunde veröffentlicht, doch gab es auch Zweifel an der Wirksamkeit des Systems. Durch die gezielten prospektiven Studien von Lidwell et al. [8] wurde die Lage geklärt. Es zeigte sich, daß die Häufigkeit der Wundinfektionen um 1–2 % reduziert wird, wenn ein erfahrenes Chirurgenteam anstatt bei guter konventioneller Belüftung unter Reinraumverhältnissen arbeitet. Diese Reduzierung ist hoch, wenn die Wundinfektionsrate i. allg. zwischen 2 und 3 % liegt, jedoch gering, wenn sie 10 oder 15 % beträgt. Durch optimale chirurgische Technik und Schaffung einwandfreier Wundverhältnisse muß zunächst eine Infektionsrate unter 5 % sichergestellt werden. Erst danach ist ein hoher Aufwand zur weiteren Reduzierung der ärogen verursachten Infektionen im Operationssaal über die oben aufgeführten Maßnahmen guter Asepsis und guter konventioneller Lüftungstechnik hinaus sinnvoll. Andererseits steht heute fest, daß unter der Voraussetzung aseptischer Ausgangsbedingungen, guter Personaldisziplin und qualifizierter chirurgischer Technik mit der Reinraumlüftungstechnik die Infektionshäufigkeit deutlich gesenkt werden kann.

Als Grenzwerte gibt die schweizerische Richtlinie für RLT-Anlagen in Spitälern 10 Keime/m^3 für Knochenoperationssäle und 200 Keime/m^3 für sonstige Operationsräume an [10]. Entsprechend verfährt das Medizinische Landesuntersuchungsamt Stuttgart.

Die hochwertigen Anlagen bedürfen einer professionellen Wartung und Kontrolle, da andernfalls banalste Fehler das angestrebte Ergebnis zunichte machen [1].

Zusammenfassung

Es konnte durch verschiedene Untersuchungen gezeigt werden, daß eine Senkung der Luftkeimzahlen in der Luft des Operationssaals zu einem Rückgang sowohl der Zahl sedimentierender Keime im Wundgebiet als auch der Zahl tiefer Wundinfektionen führt. Der Einfluß der Luftkeimzahlen auf die Wundinfektionen tritt allerdings gegenüber anderen Einflüssen stark zurück. Bei primär und sekundär aseptischen Operationen und unter auch sonst optimalen Operationsbedingungen ist es aber sinnvoll, Anstrengungen zu unternehmen, die Luft im Operationsgebiet keimfrei zu halten. Hierfür hat sich die Technik der turbulenzarmen Verdrängungsströmung (Lamiar-flow-Systeme), verbunden mit lüftungstechnischer Abschleusung des Operationssaales gegenüber den Vorräumen, sowie die Luftabsaugung am Operationspersonal am besten bewährt.

Literatur

1. Botzenhart K (1978) Hygienische Bedeutung baulicher und apparativer Einrichtungen im Krankenhaus. Springer, Berlin Heidelberg New York (Hefte zur Unfallkunde, Heft 132)
2. Botzenhart K, Hoppenkamps G (1978) Vergleich der Wundkontamination in konventionell und turbulenzarm belüfteten Operationsräumen. Zentralbl Bakteriol Hyg [B] 29–37
3. Botzenhart K, Rüden H (1973) Zur Beurteilung von Klimaanlagen im Krankenhaus. Öff Gesundh Wes 35:141–150
4. Charnley J, Eftekhar N (1969) Postoperative infection in total prosthetic replacement arthroplasty of the hip-joint. Br J Surg 56:641–649
5. Fracastoro G (1546) De contagionibus et contagiosis morbis et eorum curatione libri III, zit. nach Hieronymus Fracastoro: Drei Bücher von den Kontagien, den kontagiösen Krankheiten und deren Heilung (Übersetzt von V. Fossel, Leipzig 1910)
6. Fraser DW, Tsai TR, Orenstein W et al. (1977) Legionnaires' disease. N Engl Med 297:1189–1197
7. Lidwell OM (1987) Joseph Lister and infection from the air. Epidemiol Infect 99:569–578
8. Lidwell OM, Lowbury EJL, Whyte W et al. (1984) Infection and sepsis after operations for total hip or knee-joint replacement: influence of ultraclean air, prophylactic antibiotics and other factors. J. Hyg Camb 93:505–529
9. Noble WC, Lidwell OM, Kingston D (1963) The size distribution of airborne particles carrying micro-organisms. J Hyg Camb 61:385–391
10. Wanner HU (1988) die schweizerischen Richtlinien für Bau, Betrieb und Überwachung raumlufttechnischer Anlagen in Spitälern – Ausgabe 1987. Forum Städte Hyg 39:252–254

Raumluftbedingungen für Operationen
mit hohem Infektionsrisiko aus unfallchirurgischer Sicht

G. Muhr

Abgesehen vom direkten Kontaktinfektionsweg, der intraoperativ durch Hand oder Instrument des Chirurgen geschieht, ist das umgebende Medium, also die Raumluft, als Träger und Überträger pathogener Keime in die Wunde anzusehen. Konsequenterweise ergibt sich daraus die Forderung, die offene Wunde vor bakterienbeladenen Staubpartikeln zu schützen. Diese Staubpartikel sind es, die Bakterien elektrostatisch an sich binden und damit als idealer Zwischenträger für die klassischen Trockenkeime, wie z.B. den Staphylococcus aureus wirken. Gelingt es, die Raumluft staubarm oder gar staubfrei zu machen, wird dadurch gleichzeitig die Keimzahl und damit die Infektgefahr reduziert. Ein solcher Aufwand ist nur über eine gefilterte, künstlich gerichtete Zu- und Abluftregelung, also über eine Klimaanlage zu erreichen. Die Mindestanforderungen sind hierbei nach DIN 1946 Bl. 4 geregelt [4]. Derartige Klimaanlagen mit gefilterter und daher staub- und keimfreier Luft haben gleichzeitig die Aufgabe, die im Raum durch Sedimentation freigesetzten Bakterien rasch zu eliminieren. Je häufiger die Luft gewechselt und gefiltert wird, desto niedriger ist die Keimzahl.

Daß die exogene, intraoperative Kontamination für das Auftreten postoperativer Wundinfekte verantwortlich ist, ist unstrittig, unterschiedliche Ansichten bestehen jedoch über den hierzu notwendigen Aufwand und dessen wissenschaftliche Absicherung [5]. Das Festlegen von Normwerten hat nicht nur für den Patienten und dessen Heilungschancen eine wesentliche Bedeutung, sondern beeinflußt auch die von der öffentlichen Hand geförderten Krankenhausneu- und -umbauten ganz wesentlich.

So sind die Kosten für eine Klimaanlage mit 20facher Luftumwälzung heute mit etwa 25000 DM bis 30000 DM zu veranschlagen; wird die Klimaanlage durch gleichmäßige Luftstützstrahlen verstärkt, um im Operationsbereich eine gleichmäßige Luftstromüberflutung zu erreichen, verdoppeln sich die Kosten. Steigt die Luftzirkulation um das Doppelte, also auf den 40fachen Austausch, liegen heute die Kosten bei 60000 DM. Reinraumkabinen mit gerichteten Luftströmen und bis zu 700facher Luftauswechslung schlagen sich mit etwa 120000 DM bis 250000 DM zu Buche. Zu diesen Kosten kommen weitere für Wartung und Filterwechsel.

Es ist daher verständlich, daß die hygienische Maximalforderung eine kaum finanzierbare Kostenexplosion bedeuten würde. Die Frage gilt daher, wie weit sich unter konventioneller Klimatechnik die postoperativen Infektraten so reduzieren lassen, daß aufwendige Reinraumoperationskabinen vermeidbar sind. Oder sind dagegen Reinraumoperationskabinen in ihrem Effekt so eindeutig allen anderen Systemen überlegen, daß es als ernsthafter Schaden angesehen werden muß, wenn

150

dem Patienten dieser Aufwand vorenthalten wird. Die Meinungen dazu sind ebenso kontrovers wie die hierzu präsentierten Untersuchungsergebnisse.

Ergebnisse für Reinraumkabinen

Charnley hat seine Ergebnisse 1972, also vor 17 Jahren, veröffentlicht [1]. Seine Erfahrungen beziehen sich dabei auf über 5800 Hüftgelenkersatzeingriffe. Als Konzentrat seiner Untersuchungen kann gesagt werden, daß er zunächst eine Abhängigkeit zwischen der Luftkeimzahl und der Infektrate konstatierte. Bei über 1000 Eingriffen in einem Operationsraum mit 130 Luftwechseln war die Infektrate 3,1 % bei mehr als 900 Operationen in einem Raum mit 300 Luftwechseln sank die Rate auf 1,4 %. Er kam zu dem Schluß, daß eine 50%ige Senkung der Infektrate durch eine Operationsluft zu erzielen war, die ca. 25mal sauberer war als in einem konventionellen Operationsraum, auch mit guter Klimaanlage. Zusammenfassend stellte Charnley also fest:

1. Durch eine mehr als 25fach reinere Luft als im konventionellen Operationsraum konnte die Infektrate um 50 % gesenkt werden.
2. Wenn sich Wunden durch Luftkeime infizieren können, muß die infektauslösende Quantität kleiner sein, als bisher angenommen.
3. Daß es eine untere Grenze geben muß, unter der Reinluft an sich keine weitere Infektreduktion bewirken kann; diese Grenze schätzt Charnley bei 1,5 %. Er nimmt weiter an, daß die Rate hämatogener Spätinfekte bei 0,5 % liegt.

Auch eine Gruppe amerikanischer Orthopäden aus 4 Zentren fand bei einer Untersuchung von über 5860 Hüftgelenkersatzeingriffen, daß durch ultrareine Operationssäle mit Atemluftabsaugung die Rate der tiefen Wundinfekte auf 0,6 % gesenkt werden konnte [3].

Insgesamt konstatierten damit international renommierte Ärzte, daß durch die Minimierung der Luftkeimzahlen eine signifikante Senkung der tiefen Infektionen nach künstlichem Hüftgelenkersatz zu erreichen sei.

Trotz dieser Berichte, die typischerweise skeptisch analysiert wurden, stellte 1972 das Komitee für Operationssaalausstattungen der amerikanischen Chirurgengesellschaft fest, daß zur Zeit kein Beweis für den Effekt der ultrareinen Luft und ihren positiven Einfluß auf die Wundinfektionsrate bestünde.

In dieser stark polarisierten Situation beschloß das British-Medical-Research Council mit Unterstüzung des britischen Gesundheitsministeriums eine kontrollierte prospektive Studie durchzuführen [6, 7]. Chirurgen aus 19 Krankenhäusern nahmen teil, 11 aus England, 4 aus Schottland und 4 aus Schweden. Zwischen 1974 und 1979 wurden über 8000 totale Hüft- und Kniegelenkprothesen in die Studie eingebracht, die Beobachtungszeit lief bis 1980. Über 4000 Eingriffe wurden in konventionell klimatisierten Operationsräumen durchgeführt, 1800 in Reinraumkabinen mit konventioneller Kleidung, 3100 Eingriffe in Reinraumkabinen mit Atemluftabsaugung. Perioperative Antibiotika wurden mehr als 5800 Patienten verabreicht. Dabei wurden folgende Ergebnisse erzielt:

1. Alle Reinluftsysteme zeigten eine deutliche Reduktion der Luftkeimzahlen; Atemluftabsaugung reduzierte die Keimzahl nochmals.
2. Der Vergleich der Mittelwerte aller Wundabstriche zeigt, daß über 95 % der gefundenen Organismen mit Anzahl und Spektrum der Luftkeime korrelierten.
3. Die Inzidenz der tiefen Gelenkinfekte war um die Hälfte geringer in der Gruppe, die in Reinraumsälen operiert wurde und weniger als $^{1}/_{4}$, wenn zusätzliche Atemluftabsaughelme getragen wurden.
4. Die Inzidenz der tiefen Gelenkinfekte schien eine quantitative Abhängigkeit von der Höhe der Luftkontamination zu zeigen.
5. Der Effekt der perioperativen Antibiotikaprophylaxe reduzierte den tiefen Gelenkinfekt um einen Factor zwischen 3 und 4, dieser Effekt war unabhängig von der Luftkeimzahl. Dies bedeutet, daß in Fällen, in denen Reinraumoperationssäle und perioperative Antibiotikaprophylaxe verwendet wurden, die Zahl der Infekte besonders niedrig war. Mit Antibiotikaprophylaxe, Ultrareinraumoperationssaal und Atemluftabsaugung war letztendlich die Sepsisrate weniger als 0,2 %.
6. Von den 14 Fällen mit tiefem Gelenkinfekt durch Staphylococcus aureus wurde derselbe bakterielle Keimtyp 10mal bei einem Mitglied der Operationsmannschaft und 2mal bei dem Patienten gefunden. In 2 weiteren Fällen konnte der Keim mit keinem im Operationssaal gefundenen Organismus identifiziert werden.
7. Die Zahl der Wundheilungsstörungen war nicht signifikant reduziert durch Reinraumoperationssäle, wohl aber durch perioperative Antibiotikagabe.
8. Bestand der Verdacht auf eine postoperative Infektion oder lag eine oberflächliche Wundheilungsstörung vor, so war das Risiko einer nachfolgenden tiefen Gelenkinfektion 2,5–3 % erhöht. In nahezu allen Fällen, in denen eine tiefe Gelenkinfektion auftrat, fanden sich in der Wunde letztendlich dieselben Keime, die bei der oberflächlichen Wundheilungsstörung isoliert werden konnten.

Aufgrund der gefundenen Ergebnisse folgerte das British-Medical-Research-Council:

1. Die Rate tiefer Gelenkinfekte kann entweder durch Reinraumoperationssäle oder perioperative Antibiotika, stärker aber durch beide zusammen reduziert werden. Letztlich sind etwa 90 % der Infekte, die während der ersten 2 Jahre postoperativ auftreten, im Operationssaal während der Prothesenimplantation entstanden und nicht hämatogen.
2. Das Operieren im ultrareinen Operationssaal reduziert die Wundkontamination und ist mit einem wesentlichen Infektionsrückgang verbunden.
3. Perioperativ gegebene Antibiotika sind ein äußerst wirksames Mittel zur Reduzierung der intraoperativ inokulierten Keime, die später Infektionen initiieren können.
4. Im Hinblick auf das Risiko späterer, tiefer Gelenkinfekte, die aus simplen Wundheilungsstörungen entstehen können, müssen diese ernst genommen und konsequent behandelt werden.

Trotz der Heterogenität dieser prospektiv kontrollierten Studie zeigt sich zwar ein Effekt in der Luftkeimzahlreduktion durch Reinraumoperationssäle, eine signifikante Senkung der tiefen Infekte ließ sich durch Reinraumkabinen nicht nachweisen, wohl aber durch perioperative Antibiotikagabe.

Ergebnisse gegen den Effekt von Reinraumkabinen

Eine Gruppe amerikanischer Orthopäden veröffentlichte 1976 eine Untersuchung, in der sie die auf Infektionen bezogenen Ergebnisse nach Hüftoperationen beschrieben [8]. 109 Eingriffe wurden in einem keimfreien Isolationsraum durchgeführt, 108 identische Operationen in einem konventionellen Operationssaal mit etwa 60 Bakterienkolonien pro m^3 Luft. Bakteriologische Untersuchungen der Wunden intraoperativ zeigten positive Kulturen in 36 % der *Patienten* aus dem Isolator und in 58 % der Patienten aus dem konventionellen Operationssaal. Letztendlich fanden sich 2 tiefe Infekte in der Isolatorgruppe (1,8 %) und ebenfalls 2 tiefe Infekte (1,8 %) in der Kontrollgruppe. Keine der Infektionen konnte auf den intraoperativen Wundabstrich bezogen werden. Daraus wurde der Schluß gezogen, daß ultrareine Luft keinen wesentlichen Einfluß auf die Rate tiefer Infektionen habe.

In einer anderen Untersuchung wird über vergleichende Untersuchungen nach Operationen im Ultrareinraumoperationssaal mit Atemluftabsaugung, im Ultrareinraumsaal mit konventioneller Operationskleidung und im konventionellen Operationssaal berichtet. Die Keimzählung ergab intraoperativ in der Kombination Ultrareinraum und Atemluftabsaugung in 60 % keimfreie Luft, im Ultrareinraum unter konventioneller Kleidung nurmehr in 27 % keimfreie Luft, während im konventionellen Operationssaal 71 % der Bakterienkontrollen positiv waren. Bei der Spätkontrolle wurde eine tiefe Infektion bei einem Patienten gefunden, der im Ultrareinraumoperationssaal bei konventioneller Kleidung operiert worden war. Es konnte keine statistische Korrelation zwischen der Luftkeimzahl, der Wundkontamination und einer späten tiefen Infektion gefunden werden.

Collins u. Steinhaus veröffentlichten 1976 eine konsekutive Serie von nahezu 300 Hüftgelenkersatzoperationen, die alle von demselben Operationsteam in einem Standardoperationssaal konventioneller Art, aber mit erhöhtem perioperativem Hygienestandard (Doppelmasken, flüssigkeitsdichte Mäntel etc.) operiert worden waren [2]. Intraoperative Untersuchungen ergaben 4–6 Bakterienkolonien pro m^3 Luft und Stunde der intraoperativen Exposition. Alle Patienten erhielten prophylaktisch Antibiotika. Bis 5 Jahre postoperativ trat in keinem Fall eine tiefe Gelenkinfektion auf. Es wurde daraus geschlossen, daß auch infektanfällige Hüftgelenkoperationen in einem Standardoperationssaal durchgeführt werden können, ohne das Risiko einer tiefen Infektion zu haben. Voraussetzung hierfür sei allerdings eine strikte Disziplin.

Schneider beschreibt, daß in der Regel im konventionellen Operationssaal die Luftkeimzahl nach 2–3 h um das Mehrfache ansteige [10]. Da oft 2 Patienten mit Totalendoprothesen der Hüfte nacheinander im gleichen Saal operiert werden, müsse also der zweite Patient, der einer wesentlich höheren Luftkeimzahl ausgesetzt sei, eine erhöhte Infektgefährdung haben. Die Analyse der Infektionen zeigt jedoch, daß mehr als die Hälfte bei der ersten Operation aufgetreten war. Auch trat niemals bei 2 Patienten, die nacheinander operiert worden waren, eine Infektion auf.

Whyte et al. [11] veröffentlichten 1983 ihre Untersuchungen, in denen sie zeigten, daß durch bakteriell undurchlässige Operationskleidung in Kombination mit perioperativer Antibiotikaprophylaxe in konventionellen Operationsräumen derart niedrige Infektraten erzielt werden konnten, die vergleichbar waren mit jenen in ultrareinen Operationssälen bei gleichzeitiger Antibiotikagabe.

Welche Schlüsse sind daraus zu ziehen?

Es ist klar, daß jede der 3 Maßnahmen, nämlich ultrareine gefilterte Luft, perioperative Antibiotika und spezielle Operationskleidung mit erhöhter Disziplin, die Rate tiefer Wundinfektionen signifikant reduzieren kann. Wird nun eine Statistik veröffentlicht, in der einer dieser Faktoren herausgehoben wird, so haben die anderen nur einen schmalen Nebeneffekt. Auch ist zu bedenken, daß durch fortschreitende Erfahrung des Chirurgen, Verbesserung der Operationstechnik, Verbesserung der Metallimplantate, verbesserte Desinfektionsmittel usw. eine Infektreduzierung erreicht wird, die dann der sauberen Operationsluft zugeschrieben wird. Beeindruckend ist weiter, daß durch einfache Maßnahmen, wie z.B. besondere Operationswäsche, Disziplin und Antibiotikaprophylaxe, eine signifikante Reduzierung postoperativer Wundinfektionen erzielt werden kann.

Was ist daher zu tun?

Zunächst muß das Wissen, daß die Hauptinfektionsquelle der Chirurg und erst sekundär die Raumluft ist, weiter verbreitet werden. Alle bisherigen Untersuchungen und prospektiv-kontrollierten Studienkranken an dem Faktum des Versuchs der singulären Beurteilung eines komplexen Problems [9].

Heute kann bei Risikoeingriffen im Bereich des Skelettsystems nicht mehr auf eine perioperative Antibiotikaprophylaxe verzichtet werden. Ebenso ist es klar und wichtig, bei Operationen Disziplin zu wahren (Sprechverbot) und entsprechende Kleidung (doppelte Ärmel, doppelter Brustteil, 2 Handschuhe, doppelte Makse) zu tragen. Dies muß Standard werden.

Es wird sicher nicht möglich sein, jedes Krankenhaus, in dem am Skelettsystem operiert wird, mit ultrareinen Operationssälen auszustatten. Genauso absurd wäre es, derartige Operationen auf Zentren mit ultrareinem Operationssaal zu beschränken. Wenn dieser verfügbar ist, ist seine Verwendung selbstverständlich. Ist er nicht vorhanden, kann der Chirurg nach wie vor seine Patienten mit strenger Selbstdisziplin und optimaler Technik behandeln. Je größer der zentrale Operationsbereich ist, je mehr Personal sich darin aufhält, um so eher ist ein ultrareiner Operationssaal angezeigt. Dieser stellt dabei möglicherweise weniger den erhöhten Hygienestandard durch hohe Luftumwälzraten dar, als einen erschwerten

Zutritt durch einen „Saal im Saal". Bei der Wahl zwischen einem guten Chirurgen in einer Ultrareinraumkabine und einem hervorragenden in einem konventionellen Operationssaal ist der höheren fachlichen Kompetenz der Vorzug zu geben (Graham Apley).

Literatur

1. Charnley J (1972) Postoperative infection after total hip replacement with special reference to air contamination in the operation room. Clin Orthop 87:167
2. Collin DK, Steinhaus K (1976) Total hip replacement without deep infection in standard operation room. J Bone Joint Surg [Am] 58:446
3. Fitzgerald RH, Bechtol CD, Effekhar H, Nelson JP (1979) Reduction of deep sepsis after total hip arthroplasty. Arch Surg 114:803
4. Grün L (1974) Krankenhausplanung und Hospitalismus. Langenbecks Arch Chir 337:685
5. Kappstein L, Daschner F (1989) Infektionsprohylaxe: Fakten und Mythen. Z Orthop 127:467
6. Liferll OM (1986) Clean air at operation and subsequent sepsis in the joint. Clin Orthop 211:91
7. Lidwell OW, Elson RA, Lowbury EJL, Whyte W, Blowers R, Stanley SJ, Lowe D (1987) Ultraclean air and antibiotics for prevention of postoperative infection: A multicenter study of 8052 joint replacement operations. Acta Orthop Scand 58:4
8. Mc Lauchlan I, Logie JR, Smylie HG, Smith G (1976) Study of the wound environment during total hip arthroplasty. Postgrad Med J 52:550
9. Nelson CL (1987) Prevention of sepsis. Clin Orthop 222:66
10. Schneider R (1987) Die Totalprothese der Hüfte. Huber, Bern
11. Whyte W, Baily PV, Hamblen DL, Fischer WD, Kelly IG (1983) A bacteriologically occlusive clothing system for use in the operation room. J Bone Joint Surg [Br] 65:502

Zusammenfassung der Diskussion

S. Hierholzer

Die Diskussion bezog sich im wesentlichen auf die bauliche und organisatorische Trennung septischer von aseptischen Operationseinheiten, wie sie von den Berufsgenossenschaften für die Zulassung zum berufsgenossenschaftlichen Heilverfahren gefordert wird. Hierfür gebe es keine Begründung, wie Daschner (1989) in *Chirurgische Praxis* 41:29–30 feststellte; die Einsparungen infolge verminderter Investitionskosten seien beträchtlich. Vor diesem Hintergrund wurden auch die „Anforderungen der Hygiene an Operationsabteilungen" durch das Bundesgesundheitsamt neu diskutiert (Hierholzer). Eine erarbeitete Vorlage sieht bei gleicher technischer Ausstattung die Trennung nur noch eingeschränkt vor, da ein durch eine Tür abgetrennter, gemeinsamer Gang für aseptische und septische Operationseinheiten besteht. Für die septische Operationseinheit vorgesehen ist ein eigener Operationssaal mit gleichwertiger Raumlufttechnik, eigenem Ein- und Ausleitungsraum, Waschraum, einer gesonderten Patientenübergabe und einer gesonderten Entsorgungsschleuse. Andererseits sind die gemeinsame Ein- und Ausschleusung des Personals sowie gemeinsame Personalräume, Putz- und Nebenräume geplant (Labryga). Hier fehlen alle organisatorischen Hemmschwellen, es kommt bei dem beschriebenen Personalmangel notwendigerweise zu Wegekreuzungen zwischen Personal aus der septischen und aseptischen Operationseinheit, der Ausbreitung insbesondere von nosokomialen Keimen, d.h. den Keimen, die von Krankenhausinfektionen stammen, ist Tür und Tor geöffnet (Botzenhart, Hierholzer, Hansis, Krampe).

Dagegen müssen aus traumatologischer Sicht erhebliche Einwände vorgebracht werden, da Traumapatienten einem besonders hohen Infektionsrisiko unterliegen. Darüber hinaus werden an ihnen besonders häufig Hochrisikoeingriffe (z.B. Osteosynthesen, d.h. Eingriffe mit Einbringung von Implantaten) durchgeführt. Diese stellen ihrerseits bekanntlich besondere Anforderungen an die Asepsis (aufwendigere Raumlufttechnik, Personaldisziplin, operative Technik usw.) (Probst, Hansis). Dieser Aspekt wird von Daschner nicht berücksichtigt. Vielmehr basieren seine Aussagen auf Untersuchungen, die in aseptischen und septischen Operationseinheiten ähnliche Luftkeimzahlen mit 500–800 KBE/m^3 ergaben. Diese Luftqualität ist für Hochrisikoeingriffe indiskutabel (Hierholzer).

Bei der geplanten nicht getrennten Wegeführung ist von einer erhöhten bakteriellen Kontamination des Personals und damit von einer erhöhten Infektionsgefährdung auszugehen. Gesamtvolkswirtschaftlich gesehen übersteigen dann die notwendigen Mehraufwendungen für die Behandlung von Infektionen sehr rasch die Investitionseinsparungen, wenn man stationäre und ambulante Kosten, Arbeitsausfall, ggf. Rente insgesamt berechnet. Und hierbei bleiben die psychosozia-

156

len Aspekte des Individuums sogar noch unberücksichtigt (Contzen, Förster, Probst).

Die seitens des Bundesgesundheitsamtes erarbeitete Vorlage mit dem nur durch eine Tür getrennten gemeinsamen Gang für aseptische und septische Funktionseinheit berücksichtigt die mangelnde Auslastung einer eigenen septischen Funktionsstelle in mittleren bis kleinen Krankenhäusern (Labryga). Da aber andererseits im normalen mittleren Krankenhaus etwa $^1/_4$ der Chirurgie aus Eingriffen an kontaminierten oder potentiell kontaminierten Geweben (z.B. Gallengangchirurgie, Darmchirurgie) besteht, dürfte z.B. diese Chirurgie in diesem für septische Operationen abgetrennten Operationssaal durchgeführt werden (Probst). Zur Bedienung dieser teilweise abgetrennten septischen Operationsstelle ist der mit einer Tür versehene, gemeinsame Gang geplant (Labryga). Damit wäre auch die Auslastung des septischen Operationssaals im kleineren Krankenhaus gegeben, also in denjenigen Krankenhäusern, die z.B. nur 3 Operationseinheiten haben. In den etwa 2000 kleineren von den 3000 Krankenhäusern in der Bundesrepublik würde eine eigene septische Operationsstelle einen fast ebenso großen Raum fordern wie die gesamte übrige Operationsabteilung. Dies führt zu Disproportionen (Labryga).

Der vorgenannte Entwurf mit dem durch eine Tür getrennten gemeinsamen Flur von aseptischer und septischer Operationseinheit kann nicht den Anforderungen der Berufsgenossenschaften genügen (Hansis). Insbesondere berufsgenossenschaftlich versicherte Patienten sind anteilmäßig häufig Unfallpatienten, bei denen Operationen mit erhöhtem Infektionsrisiko durchgeführt werden, da jede Osteosynthese die Einbringung von Implantaten beinhaltet (Hierholzer). Dies impliziert die Notwendigkeit des Schutzes von Hochrisikopatienten und würde bei der vorgesehenen, mit vollständigen Trennung zwischen aseptischer und septischer Operationseinheit die organisatorische und bauliche Trennung des Operationssaals beinhalten, in dem Eingriffe mit erhöhtem Infektionsrisiko durchgeführt werden (Werner, Decker, Rudolph).

In Krankenhäusern, die selbständige unfallchirurgische Abteilungen haben und zur Versorgung schwer Unfallverletzter geeignet sind, werden gleichermaßen viele Operationen mit unterschiedlichem Wundinfektionsrisiko durchgeführt (Hansis):

– Aseptische Eingriffe, inklusive Hochrisikoeingriffe
– Eingriffe am kontaminierten Gewebe (z.B. offene Fraktur)
– Eingriffe am infizierten Gewebe

Daher müssen alle baulichen und organisatorischen Planungen, Empfehlungen oder Richtlinien sicherstellen, daß eine Keimverschleppung von der septischen zur aseptischen Operationseinheit nicht stattfindet (Förster). Hier reichen Verhaltensregeln nicht allein. Vielmehr müssen Wegeführungen zwangsweise erfolgen.

Besprechungsergebnis über Arbeitssitzungen der „Kommission für Krankenhaushygiene und Infektionsprävention" beim Bundesgesundheitsamt

J. Probst

In der Verlautbarung *„Weitere Maßnahmen gegen Krankenhausinfektionen dringend erforderlich"* ließ das *Bundesgesundheitsamt (BGA)* in *Hygiene und Medizin* 14, 1989 mitteilen, daß u.a. *Schwerverletzte häufig in besonderem Maße abwehrgeschwächt* und damit *infektionsgefährdet* seien; unter den Infektionsarten wurden auch *Wundinfektionen* und *Sepsis* genannt. Zu den *Vorbeugungsmaßnahmen* rechnet das BGA *organisatorische und bauliche Vorkehrungen.*

Demgegenüber betonen Daschner, Rüden und Rotter, bauliche Maßnahmen seien nur als flankierend bei der Bekämpfung von Krankenhausinfektionen anzusehen. Verschiedene Untersuchungen hätten gezeigt, daß die bauliche Trennung septischer und aseptischer Operationsabteilungen „aus hygienischer Sicht nicht erforderlich" sei. Die Autoren sehen die Lösung des Problems vielmehr in der vermehrten Beschäftigung von Hygienefachpersonal unter Führung des Krankenhaushygienikers [1, 2, 4, 5].

Die an diesen Äußerungen von dritter Seite geübte Kritik beantworten die obengenannten Autoren u.a. mit dem Hinweis, daß auch mit den besten Methoden der Krankenhaushygiene nur 30–40 % aller Krankenhausinfektionen zu verhüten seien, der Rest bleibe leider „schicksalhaft".

Daschner [3] hat jüngst erneut zu der Trennung septischer von aseptischen Operationseinheiten dahingehend Stellung genommen, daß es für eine solche Aufteilung, wie sie von den Berufsgenossenschaften gefordert werde, keine Begründung gebe; der Nachweis der Verursachung der Wundinfektion durch im Operationssaal anwesende Luftkeime sei bisher nicht geführt worden, boden- oder gerätehaftende Keime könnten zuverlässig durch Wischdesinfektion entfernt werden. Die Einsparungen, die sich aus den verminderten baulichen Vorhaltungen ergäben, beliefen sich auf DM 15.000 m^2 Nutzfläche der einzelnen Operationseinheit.

Vor diesem Hintergrund fanden am 23.10. und 13.11.1989 Arbeitssitzungen der *„Kommission für Krankenhaushygiene und Infektionsprävention"*, zusammengesetzt aus den Arbeitsgruppen „Operative Fachgebiete" und „Funktionell-bauliche Maßnahmen", *beim Bundesgesundheitsamt* statt.

Abschließend stellten sich folgende *Ergebnisse* dieser Verhandlungen dar:

1. An der *baulichen Gliederung* einer Operationsabteilung in aseptischen und septischen Bereich wird festgehalten. Aus hygienischen Gründen bestehen grundsätzlich keine Bedenken gegen die gemeinsame Nutzung von Operationseinheiten durch verschiedene Fachgebiete; dabei muß jedoch sichergestellt sein, daß der gleiche Hygienezustand für jede Operation gegeben ist.

158

2. Der Auffassung von Daschner, aseptische und septische Operationen dürften
   bedenkenfrei in derselben Operationseinheit durchgeführt werden, da von ihnen
   keine unterschiedliche Gefährdung ausgehe, wird nicht gefolgt, da der Beweis
   für eine nicht nötige (bauliche) Maßnahme nicht zu führen sei; im Zweifelsfalle
   müsse die *Sicherheit im Vordergrund* stehen. Auch sei zu berücksichtigen, daß
   die möglichen *baulichen Einsparungskosten in keinem Verhältnis zu den Folgekosten durch eventuelle Infektionen* stünden.
3. Noch keine Einigung wurde über den Entwurf erzielt, daß die Einheit *für
   septische Operationen* mit einer *gesonderten Patientenübergabe* (Schleuse) und
   einer *gesonderten Entsorgungsschleuse* auszustatten ist. Als Vertreter des
   Hauptverbandes der gewerblichen Berufsgenossenschaften habe ich diese im
   Entwurf vorliegende Anforderung unterstützt, dabei jedoch zugestanden, daß
   die Einschleusung des Personals für aseptische und septische Operationen gemeinsam erfolgen kann, die Ausschleusung dagegen getrennt stattfinden muß
   und insbesondere bei unmittelbarer Nachbarschaft des septischen zum aseptischen Operationsbereich die Rückübertrittsmöglichkeit des Personals vom septischen zum aseptischen Bereich durch administrative und technische Maßnahmen (Türsperre, Wegezwangsführung, abweichende Wäschefarbe etc.)
   auszuschließen ist.
4. Die von der Kommission erarbeiteten Anforderungen sind ausdrücklich als
   Mindestanforderungen bezeichnet worden; es kann daher durchaus angebracht
   sein, z.B. bei größeren Operationsabteilungen eine Trennung in aseptische und
   septische Operationen vorzunehmen. Die Mindestanforderungen werden nicht
   als Erfüllung der berufsgenossenschaftlichen Anforderungen gewertet.
5. Die Kommission hat angeregt, daß die baulichen Anforderungen, die die Träger
   der gesetzlichen Unfallversicherung an die Operationsabteilungen stellen, durch
   betrieblich-organisatorische Vorschriften ergänzt und die Einhaltung dieser
   Vorschriften auch kontrolliert werden sollten.

Literatur

1. Daschner F (1987/88) Gemeinsame Benützung zentraler Operationsabteilungen. Chir
   Praxis 38:577–578
2. Daschner F (1989) Cost – effectiveness in hospital infectioncontrollessons for 1990s. J
   Hosp Infect 13:325–336
3. Daschner F (1989) Trennung zwischen septischen und aseptischen Operationsräumen.
   Chir Praxis 41:29–30
4. Daschner F, Rüden F, Rotter H (1989) Kostendämpfung durch Krankenhaushygiene. Dtsch
   Aerztebl 86/6:228–231 (mit Diskussionsbeiträgen 86/39:1927–1928)
5. Huebner J, Frank U, Kappen J, Just H-M, Noeldge G, Geiger K, Daschner FD (1989)
   Influence of architectural design on nosocausial infections in intensive care units – a
   prospective 2-year analysis. Intensive Care Med 15:179–183

Sachverzeichnis

162

G. **Hierholzer, E. Ludolph,** Duisburg; **E. Hamacher,** St. Augustin
(Hrsg.)

Gutachtenkolloquium 5

Die chirurgische Behandlung
– Beurteilung, Transparenz, Haftung –

Rechtsgrundlagen der chirurgischen Therapie

Rechtsgrundlagen der chirurgischen Begutachtung

Spezielle Begutachtungsprobleme der chirurgischen Behandlung

1990. XII, 214 S. 11 Abb. 8 Tab. Brosch. DM 68,–
ISBN 3-540-52321-9

Ausgehend von den Erfahrungen der Gutachter- und Schlichtungsstellen, werden von Medizinern und Juristen Rechtsgrundlagen
ärztlichen Handelns in Therapie und Begutachtung dargestellt und
diskutiert. Es wird insbesondere versucht, aus ärztlicher Sicht
darzulegen, welcher Standard zu den verschiedenen Stufen chirurgischen Handelns geschuldet wird und ex post vom Gutachter
erwartet werden kann und muß.
Schwerpunktmässig werden Rechtsgrundlagen und Umfang der
Dokumentation und Aufklärung, die ärztliche Schweigepflicht vor
dem Hintergrund der Datenverarbeitung, der Gutachtenauftrag,
Kausalität und Beweislast, die Stellung des
AIP unter haftungsrechtlichen Gesichtspunkten, zivil- und strafrechtliche Verantwortlichkeit unter Einschluß des Regresses
vorgetragen und z. T. kontrovers erörtert.
Die Diskussion, insbesondere zur Arbeit
der Gutachter- und Schlichtungsstellen,
sucht nach konkreten Ansatzpunkten zur
Optimierung ärztlicher Gutachten zu
Behandlungsfehlern. Den Abschluß bilden
kritische Anmerkungen zur Selbstdarstel-
lung des ärztlichen Berufsstandes in den
Medien.

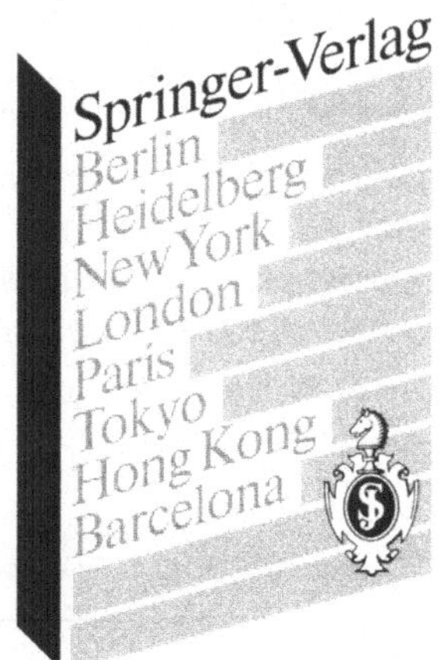